Dieses Buch ist mit tiefer Dankbarkeit meinem lieben Lehrer und Freund Abdel Bensafia gewidmet, der mein Potential gesehen und mich für die Welt der Energien geöffnet hat, mich eine längere Wegstrecke begleitete und mir prophezeite, dass ich eines Tages ein Buch schreiben würde.

Ein Sprung in die Tiefe meiner Seele

Krebs, eine immer noch medizinische Herausforderung

© tao.de in J. Kamphausen Mediengruppe GmbH, Bielefeld
1. Auflage

Autor: Angelika Maria Heubgen
Umschlaggestaltung, Illustration: Lisa Erhorn

Lektorat, Korrektorat: Philipp Heubgen

Verlag: tao.de in J. Kamphausen Mediengruppe GmbH, Bielefeld,
www.tao.de, eMail: info@tao.de

Bibliografische Information der Deutschen Nationalbibliothek:
Die Deutsche Nationalbibliothek verzeichnet diese Publikation
in der Deutschen Nationalbibliografie; detaillierte bibliografische
Daten sind im Internet über http://dnb.d-nb.de abrufbar.

ISBN Hardcover: 978-3-96051-278-3
ISBN Paperback: 978-3-96051-277-6
ISBN e-Book: 978-3-96051-279-0

Inhaltsverzeichnis

Vorwort

Das Bewusstsein, der Wirt einer eventuell tödlich verlaufenden Krankheit zu sein, erschüttert die Grundfeste deines Hauses. Die Physis ist schon ins Wanken geraten, nun geschieht dies auch mit deinen Gefühlen und deinem Verstand. Dein bisher gelebtes Leben zieht an dir vorbei und du fragst dich, wie viel Zeit verbleibt dir noch, um all die Schönheit, die die Welt zu bieten hat, zu betrachten und zu erleben? Die universelle Botschaft, die E. Tolle uns schickt, im **Jetzt** zu leben, sind nun nicht mehr nur Worte, die den Verstand erreichen, sondern verlangen eine ultimative Umsetzung. **Jetzt** wirst du geprüft, ob du die Unterweisungen nicht nur gelernt, sondern sie verinnerlicht, fest verankert hast, damit du den Sturm, der nun über dich hereinbricht, aushalten und überstehen kannst.

Ich möchte mit diesem Buch den Menschen, die von einer Krebserkrankung betroffen sind, Mut machen, sich ihren eigenen Weg zu suchen, was die Erkrankung selbst und auch den Behandlungsweg betrifft. Es existiert nicht nur **ein** Krebs, auch nicht nur **eine** Behandlung und genauso wenig gibt es nur **einen** Weg, zu sich selbst zu finden. Wichtig ist nur, nicht in einer Schockstarre zu verharren.

Als Energietherapeutin habe ich einigen Menschen mit Krebserkrankungen zur Seite gestanden. So hatte ich mit dem Leiden, das Krebs verursacht, direkten Kontakt. Als Betroffene zeigte mir die Krankheit noch einmal eine ganz andere Dimension. Diese Erfahrungen sind so individuell und gewaltig, dass kein Außenstehender sie wirklich zu erfassen vermag. Ich schildere auf den folgenden Seiten meinen persönlichen Weg, mit dem ich aufzeigen möchte, dass es möglich ist, die konservative, festgefahrene Straße zu verlassen und auch auf scheinbar unorthodoxen Waldwegen sein Ziel zu erreichen. Mich würde es freuen, wenn ich ähnlich denkenden Menschen, oder Menschen, die Anregungen oder Unterstützung auf ihrem mutigen Weg benötigen, hier vielleicht ein Wegweiser sein kann. Wir alle leben, um miteinander zu teilen.

Mein Weg zur Energiearbeit

Einige Ärzte und Bekannte wunderten sich über meine Energie, die während der akuten Krankheitsphase und auch nach der Operation nur geringfügig abfiel. Da ich selber Energiearbeit anbiete, wusste ich, wie ich mich selber behandeln konnte, um meine Energie immer wieder aufzuladen. Mit 37 Jahren fühlte ich, dass noch etwas anderes in meinem Leben wichtig war, außer meiner Familie, meinem Beruf und einem angenehmen Leben. Ich liebte meine Familie und auch meinen Beruf als Grundschullehrerin. Doch immer wieder spürte ich eine Oberflächlichkeit in allem, ich suchte die Tiefe, einem Sinn für mein Dasein auf diesem Planeten. Auf diesem Weg erfuhr ich eine Klärung, Reinigung und Stärkung meines physischen, emotionalen und geistigen Körpers durch intensives Rebirthing, Reiki, Zen-Meditation und Yoga. In dieser Zeit lernte ich zu meiner Freude meinen persönlichen Lehrer, einen kraftvoll und begnadeten algerischen Heiler kennen, der zehn Jahre mit mir arbeitete, um mich auf meine Arbeit vorzubereiten, die in der genetischen Veranlagung vorhanden ist. Ich wurde mit der Zeit immer sensitiver und bekam Schwierigkeiten im Umgang mit anderen Menschen, weil ich sie viel intensiver als vorher fühlte. Ich musste mich häufig zurückziehen und suchte die Stille, was nicht immer möglich war, so dass ich, wenn ich meine Grenzen überschritt, krank wurde. So kämpfte oft mein Pflichtgefühl mit dem Wissen um mein körperliches und seelisches Wohl. Ein amerikanischer Lehrer unterrichtete mich in der Kristallarbeit, in mentalen Techniken und in einer speziellen Form, die die

DNS beeinflusst und eine Heilerin bildete mich in einer Methode aus, die das Energiefeld eines Menschen durch bestimmte Anwendungen verändert. Später erhielt ich die Grundlagen zum Pranaheilen nach Master Choa Kok Sui. Eine Ärztin, die mir die Grundlagen der Anwendung mit bestimmten Essenzen vermittelte, gab mir später die Möglichkeit mit einigen ihrer Patienten zu arbeiten, die bereit waren, sich mir anzuvertrauen. Da die Ärztin in der Lage war, die Wirkung meiner Arbeit zu überprüfen, war dies eine wunderbare Bestätigung für die Wirksamkeit der Energie. Wie hilfreich wäre es, wenn mehr Ärzte und Heiler respektvoll miteinander umgehen und voneinander lernen würden und die Patienten die Wahl hätten, eine solche kombinierte, aufeinander abgestimmte Behandlung in Anspruch nehmen zu können.

Vor ein paar Jahren wies mir meine Intuition den Weg nach Mexiko. Ich suchte dort nach einer Heilerin, die mich in einem Traum gerufen hatte. Erstaunlich schnell fand ich die richtigen Menschen, die mich genau zu dieser Person brachten. Hier wurde ich einer intensiven Reinigung unterzogen und mit richtungsweisenden Hinweisen weiter zu den Pyramiden nach Teotihuacan zur Meditation geschickt. Einige Jahre später brachte mich meine Intuition erneut zu den Pyramiden nach Mexiko und zu einer Heilerin, die dort am Fuße einer Pyramide lebt. Auch sie reinigte mich intensiv und gab mir Belehrungen mit auf meinen Weg. Zwei Jahre später reiste ich nach Peru und traf mich in Lima mit einem Schamanen, um weitere Kenntnisse und Unterweisung in bestimmten Heiltechniken zu erhalten.

Seit einigen Jahren führe ich ein intensives spirituelles Leben und widme mich Menschen, die meine Hilfe und Unterstützung suchen. Mit ganz besonderem Interesse verfolge ich die wissenschaftliche Richtung, die die Energiephänomene zu erklären versucht. Es ist nötig, dass die Menschen die Energiearbeit als eine wichtige, gleichbedeutende, zusätzliche Möglichkeit zur Heilung akzeptieren, und das können viele nur, wenn sie entweder über den Verstand einsichtige Erklärungen erhalten oder nach der Behandlung eine Veränderung spüren. Die Veränderung ist aber nicht immer unmittelbar während oder nach der Behandlung zu bemerken. Sie kann sehr subtil sein und von dem Behandelten, der sich wieder in seinen normalen Alltagsstress begibt, nicht oder kaum wahrnehmbar. Man muss erst einmal anerkennen, dass der Mensch nicht nur aus der sichtbaren Materie besteht, sondern ein viel komplexeres Wesen ist und außer dem physischen Körper noch andere Körper besitzt, die für unsere physischen Augen nicht sichtbar sind. Hellsichtige Menschen können diese Körper sehen. Da die Mediziner selbst heute keine Kenntnis und Ausbildung über die verschiedenen Arten von Körpern erhalten, können Sie damit natürlich nicht umgehen und auch nicht beraten. Wissenschaftliche Untersuchungen mit herkömmlichen Testverfahren sind hier nicht möglich, anzuwenden.

Es gibt allerdings Wissenschaftler, die Geräte entwickelt haben, die diese feinen Energien des menschlichen Körpers messen können und auch die subtilsten Veränderungen registrieren. Christos Drossinakis schreibt über Prof. Dr. Alex N. Eberle, Biochemiker und Molekularbiolo-

ge am Forschungszentrum der Baseler Universitätsklini-
ken. Er hatte z. B. das Ziel, Auswirkungen geistigen Hei-
lens auf sogenannte Invitro-Systeme wie isolierte Krebszellen zu ergründen. So hat er Experimente durchgeführt
und Messungen an Personen vorgenommen. Er stellte
fest, "dass es für spirituell tätige Menschen schwierig ist,
sich diesen Experimenten zu unterziehen, denn die spon-
tanen Ereignisse, die geistiges Einwirken auf biologische
Systeme auslösen kann, sind meist nicht planbar, ge-
schweige denn reproduzierbar, wie dies bei üblicherweise
verwendeten biologischen Austestungen im Labor (meis-
tens) der Fall ist (und sein muss)." Prof. Dr. Roeland van
Wijk, niederländischer Zellbiologe schreibt "Heilen im
spezifischen Sinn ist in jüngster Zeit Forschungsobjekt
zahlreicher wissenschaftlicher Studien gewesen, insbe-
sondere was seine klinische Wirksamkeit betrifft." Er er-
wähnt eine Studie, die in den Annals of Internal Medicine
erschienen ist: 'Die Wirksamkeit des Fernheilens: eine
systematische Übersicht über randomisierte Untersuchungen". Bemerkenswert ist der Befund der Autoren:"
Mehr als die Hälfte dieser Studien belegen, dass geistiges
Heilen einen positiven Effekt hat, der statistisch signifi-
kant ist. Trotzdem hat dieses positive Ergebnis nicht dazu
geführt, dass geistiges Heilen beim medizinischen Estab-
lishment klinische Akzeptanz findet. Tatsachen werden
erst akzeptiert, wenn sie im Rahmen des gegenwärtigen
wissenschaftlichen Denkens verstanden werden können.
Forscher müssen bereit sein zu verstehen, was Heiler als
erforderlich für ihre Art des Vorgehens betrachten, während Heiler Verständnis dafür aufbringen müssen, dass
Forscher mit strengen Protokollen, wiederholten Experimenten und systematischen, kleinen, schrittweisen Ver-

änderungen in Forschungsprotokollen arbeiten, die für die Grundlagenforschung unabdingbar sind. " Eines Tages wird es sicherlich zu einem Quantensprung in der Entwicklung kommen und die Arbeit in einem ganz anderen Licht gesehen werden. Ich bin da mit D. Lapierre, dem Quantenphysiker einer Meinung " Die Medizin von morgen wird wahrhaft eine Schwingungsmedizin sein."

Der Neurobiologe Prof. Dr. Rer. nat. Dr. med. habil. Gerald Hüther zitiert Kirsch und Hyland "Wir sehen Leib und Seele nicht mehr als voneinander getrennte, sondern als zwei sich gegenseitig beeinflussende und durchdringende Wesenheiten an, die eine komplementäre Identität bilden.

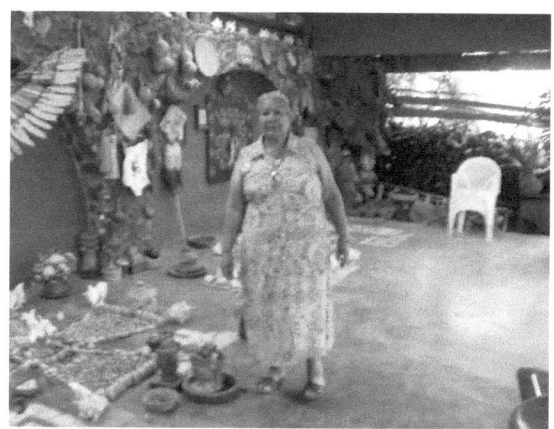

Eine Schamanin in Teotihuacan

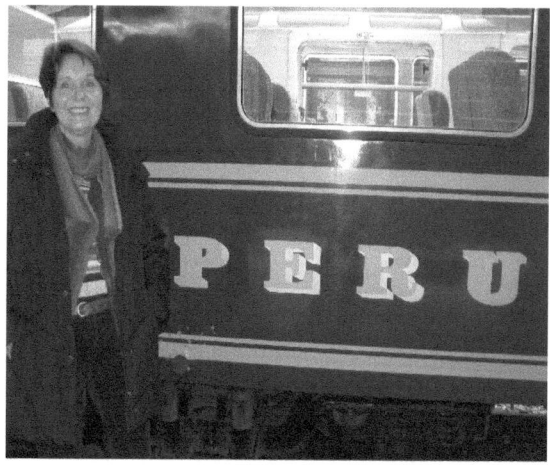

Von Cusco mit dem Zug zum Machu Picchu

*Das Leben des Krebses ist eine Nachbildung des norma-
len Lebens unseres Körpers, sein Dasein der pathologische Spiegel unseres eigenen Existierens. Krebszellen
sind bis in ihr innerstes molekulares Zentrum hyperaktive,
fürs Überleben bestens gerüstete, angriffslustige, frucht-
bare, einfallsreiche Kopien unseres selbst.*

Siddhartha Mukherjee

Die ärztliche Diagnose: Maligner Brustkrebs

Eine Krebserkrankung in meinem Körper, dieser Gedanke war für mich unvorstellbar! Einige harmlose-
re Erkrankungen hatte mein Körper in früheren Jahren schon bewältigt, bevor ich zehn Jahre lang mit einem
begnadeten und charismatischen Heiler arbeitete, um
dann später selber Kranken eine Unterstützung sein zu
können. Einige Krebspatienten habe ich begleitet und
mich während dieser Zeit besonders intensiv mit dem
Thema Tod auseinander gesetzt. Krankheiten habe ich
für mich nicht ausgeschlossen, der Gedanke an Krebs zu
erkranken, war mir theoretisch nicht fremd, doch persönlich für mich hatte er keine Bedeutung.

Durch die Arbeit mit meinem Freund und spirituel-
lem Begleiter wurde ich durch so viele Höhen und Tiefen
geführt, dass ich glaubte, nun in einer ruhigen Phase

meines Lebens verweilen zu können. Regelmäßig ging ich jedes Jahr zur gynäkologischen Untersuchung, und so stand in diesem Jahr auch wieder eine Mammographie für mich an. Da der *jährliche* Einsatz der Mammographie zur Erkennung von Brustkrebs im Frühstadium mir nicht akzeptabel erschien und ja auch selbst bei den Ärzten umstritten ist, hatte ich mir bis zur nächsten Untersuchung drei Jahre Zeit gelassen. Die regelmäßigen ärztlichen Kontrollen hatte ich ja stets eingehalten. So ging ich ruhig und nichts Außergewöhnliches erwartend zum Röntgenwagen. Selbst beim Screening, als die Ärztin mich auf eine auffällige Stelle im Röntgenbild aufmerksam machte und mich darauf vorbereitete, dass ich wohl noch zu einer genaueren Untersuchung nach W. zum Screening Center müsste, war ich von der Harmlosigkeit des Gebildes überzeugt.

Anfang April wurde ich wie angekündigt zu einem Besuch in der Screening-Hauptstelle persönlich eingeladen, da man trotz Nachforschung keine früheren Röntgenbilder zum Vergleich heranziehen konnte. Der dortige Arzt, ein ruhiger und sympathischer Mann, zeigte auf den Bildschirm, umrandete das hellstrahlende Gebilde und meinte: *„Sehen Sie, das müssen wir uns genauer anschauen."* Auf dem Sonographie-Bildschirm war dieser Knoten noch deutlicher zu sehen. Er maß ihn aus und meinte fast entschuldigend: *„Es tut mir leid, ich sehe einen Tumor von einer ungefähren Größe von 3 cm. Wir sollten das Gewebe untersuchen, um Sicherheit zu haben, ob der Tumor gutartig oder bösartig ist, deshalb ist es ratsam, jetzt eine Biopsie zu machen."* Ich spürte seine Besorgnis und fragte ihn nach seiner Einschätzung. Er schaute mich mit einem ruhigen Blick an und antwortete: *„Ich glaube, dass der Tumor aktiv ist und auf jeden Fall operiert werden muss, aber warten wir doch die Gewebeuntersuchung ab. Sie wird uns genauere Auskunft geben."* Ich holte erst einmal tief Luft und bat um eine kleine Denkpause. Meine Gedanken jagten hin und her. *Nein, der Tumor ist gutartig, was brauche ich eine Biopsie! Aber was ist, wenn ich falsch liege, der Arzt hat mehr Erfahrung als ich (...)*In Sekundenschnelle lief dieses ineffektive, kontroverse Gedankenspiel in mir ab. Schließlich willigte ich in die Biopsie ein, da ich Gewissheit brauchte. So entnahm er an drei Stellen eine Gewebeprobe, was nicht sehr schmerzhaft war, aber ein deutliches Hämatom hinterließ. Ich nahm seine Botschaft überraschender Weise relativ gefasst auf und fühlte mich überhaupt nicht persönlich betroffen. ***War das wirklich mein Befund?*** Mir schien es, als wenn ich die Diagnose für eine andere Person gehört hätte. *War ich wirklich so schwer erkrankt? Nein, das konnte einfach nicht sein!!* In der folgenden Woche kreisten meine Gedanken immer wieder um den Befund und hinterließen eine verwirrende Ratlosigkeit.

Eine sich schier endlos hinziehende Woche später lag dann das Ergebnis vor. Die Befürchtungen des Arztes hatten sich bewahrheitet. Ich trug einen aggressiven, aktiven, schnell wachsenden malignen Tumor in meiner linken Brust, dessen Werte alle positiv waren, so dass der Behandlungsvorschlag nur die zurzeit praktizierte „Horror-Methode" Chemotherapie, OP mit Strahlentherapie, anschließender Chemotherapie und Antihormontherapie heißen konnte. Jetzt gab es kein vielleicht. mehr. Die Realität war klar und eindeutig. Dieser Schlag saß tief.

18

Nach dieser niederschmetternden Diagnose geriet meine Ruhe und Stabilität doch langsam ins Wanken.

Mein Umgang mit der Schocksituation

Ich musste mich den Tatsachen stellen: es war *mein* Krebs in *meinem* Körper! Chaotische Gedanken rasten durch mein Gehirn. Solche panischen Zustände kannte ich von Berichten meiner Klienten; nun erlebte ich sie am eigenen Leib. Im Unterschied zu ihnen hatte ich Methoden erlernt, die mir halfen, Ruhe zu bewahren und nicht in Panik zu verfallen. Ich begab mich in die Meditation. Seit fast 40 Jahren meditiere ich regelmäßig. Die Angst kam an die Oberfläche, der Gedanke an den Tod nahm Form an. Häufig tauchten Fragen wie: *Hast du eine Chance? Stirbst du an dieser Krankheit? Kann ich selber etwas tun? Was kann ich tun? Ist die Chemotherapie vielleicht doch die richtige, heilbringende Methode?* auf und mein Körper reagierte mit deutlichen Reaktionen der Unruhe im Solarplexus und im Unterbauch. Meine innere Stimme machte sich bemerkbar und teilte mir mit, dass eine tiefe Vertrauensprüfung mit dieser Krankheit verbunden sei, die schwerste Prüfung, die ich auf meinem Weg als Energiearbeiterin zu meistern hätte. Seit Jahren arbeite ich mit Menschen, die körperliche Beschwerden oder psychische Probleme haben auf der energetischen Ebene.

Weitere Maßnahmen, die ich an mir selbst durchführen konnte, kamen klar in mein Bewusstsein. Mein Tag bekam nun neue feste Strukturen. Morgens, mittags und abends arbeitete ich energetisch mit mir, um meine

Chakras in Balance zu bringen, Leber und Galle zu stärken, die gesunden Zellen in meinem Körper zu unterstützen und hoffentlich die Tumorzellen in ihrer Aktivität zu stoppen. Dazu setzte ich verschiedene Energie-Essenzen ein, Kristalle, einen Heilstein und auf mich abgestimmte Klanginstrumente aus Bronze mit eingearbeiteten Informationen von Heilpflanzen, die eine Künstlerin im Bau von Instrumenten für mich persönlich für meine Arbeit geschmiedet hatte. In der Meditation bat ich um Kraft, Schutz, Liebe, Heilung und Gnade, damit ich die mich blockierenden Muster erkenne, die diesen Krebs verursacht haben, und sie aufgelöst werden.

Ab jetzt beschäftigte ich mich ausschließlich mit mir selbst. Ich wusste, durch meine Beschäftigung mit dem Buch von Prof. Dr. rer. nat. Dr. med. habil. Gerald Hüther "Biologie der Angst", dass mein Körper unter enormem Stress stand. "Die Stressreaktion ist der große Modellierer, der immer wieder dafür sorgt, dass zunächst zwar richtige, sich später als Sackgassen erweisende Verschaltungen aufgelöst und neue Wege eingeschlagen werden können. In beiden Fällen ist der Auslöser dieser Reaktion die Angst." Es galt also jetzt die Chance zu nutzen, die Angst nicht als Hindernis zu sehen, sondern neue Wege zu suchen.

Gestaltung meines neuen Tagesablaufes

Meinen Tagesablauf richtete ich nach meinen eigenen Behandlungen und nach einem bestimmten Ernährungsplan aus. Eine Umstellung meiner Essgewohnheiten war unvermeidlich, obwohl ich mich bis dato auch gesund wie ich meine, nämlich vegetarisch, ernährt hatte. Morgens aß ich nur noch kräftiges Roggenbrot mit Quark ohne Butter oder Margarine. Ein guter langjähriger Freund, den ich von meiner Krankheit in Kenntnis gesetzt hatte, gab mir den Rat, viel rohes Gemüse und frisches Obst zu essen. Da er dies selber bei seiner eigenen schweren Erkrankung ausprobiert hatte, vertraute ich ihm und aß also mittags nur verschiedene rohe Gemüsesorten und gegen Abend verschiedene Obstsorten. Vier Tage lang hielt ich diese Ernährungsweise bei, doch das bekam mir überhaupt nicht. Das WC nahm ein Übermaß an Aufmerksamkeit ein. Ich musste die Ernährung gezwungenermaßen wegen der auftretenden Durchfälle umstellen. Mittags aß ich zwar weiterhin rohes Gemüse, aber dazu gekochte Kartoffeln mit Leinöl und abends auch eine Scheibe Brot. Diese Kost bekam meinem Darm besser. So machte ich die Erfahrung, dass es keine allgemeingültige Ernährungsart bei Krebs gibt.

Meine beste Freundin Karla, die ich noch aus der Schulzeit kenne, gab mir den Tipp, die Ernährungsvorschläge von Johanna Budwig im Internet anzuschauen. Diese Frau hat sich ausgiebig mit Krebserkrankungen

beschäftigt und ein Ernährungsprogramm zusammenge-
stellt. Dazu gehören neben frischem Gemüse und Obst,
Nüsse und das Quark-Leinöl Gemisch, kein Fleisch, Fisch,
Butter, Margarine, Nudeln, Tiefkühlkost und Zucker. Ich
las ebenfalls die Ernährungsvorschläge von Rudolf Breuß,
experimentierte weiter und schon nach ein paar Tagen
bemerkte ich eine Veränderung an mir. Meine Müdigkeit,
die mich sonst gegen Mittag überfiel und mich zu einem
kurzen Schlaf bewegte, ließ nach. Ich war von morgens
bis abends fit. Welche Nahrungszusammenstellung nun
die Veränderung bewirkt hatte, weiß ich nicht. Der Tumor
bereitete mir zwar keine Schmerzen, doch seine Präsenz
war nicht zu leugnen, und auch meine Gedanken wurden
oft in seine Richtung gelenkt.

Wie sollte ich als nächstes vorgehen?

*Wo sollte ich mich über Behandlungsmöglichkeiten in-
formieren?*

*Wen sollte ich von meinem Zustand in Kenntnis set-
zen?*

Jeden Abend meditierte ich, beobachtete meinen
Atem, bis ich meinen inneren Frieden spürte, die Gedanken still wurden und ich das klare Licht, das vor mir auftauchte, einatmen konnte. In dieser Stille hörte ich meine
innere Stimme. Meine Begleiter auf meinem weiteren
Weg sollten Juan, ein peruanischer Schamane und Heilpraktiker, der seit 15 Jahren mein medizinischer Begleiter
ist, sowie mein Hausarzt, der mich seit 25 Jahren gut
kennt und dessen Fachgebiet die alternative Onkologie ist
und ein Heiler in F. sein, der mein energetisches System

stärken kann. Meine Gynäkologin wollte mich natürlich auch sehen und einen Therapieplan festlegen.

Wen will ich von meiner Krankheit unterrichten?

Der erste Schritt war zu klären, wen ich informieren sollte und wollte. Zunächst rief ich meine Freundin Karla in H. an, mit der mich über viele Jahre hinweg eine tiefe, tragende Freundschaft verbindet, die mich in meinem Innersten versteht und mit der mich eine gemeinsame spirituelle Richtung verbindet. Sie ist eine ausgezeichnete Zuhörerin, die mir in meiner emotionalen und auch geistigen Verwirrtheit folgen kann und wohltuende, aufbauende und stärkende Worte findet. Mitfühlend erkundigte sie sich nach meiner psychischen Stabilität und bot mir Gespräche zu jeder Zeit an.

Dann sprach ich mit einem langjährigen Freund, der seinen eigenen spirituellen Weg geht und den Menschen auf seine spezielle Art und Weise dient. Er bedeutete eine starke Unterstützung für meinen Weg und brachte mich nach Unsicherheiten und Schwankungen wieder auf die Spur. Ich meldete mich bei meiner anthroposophischen Freundin, mit der ich gerade im Begriff war, ein Konzept zur Lösung von Blockaden im Körper durch Licht und Klang zu entwickeln, und teilte ihr meinen Befund mit. Sogleich bot sie mir an, mit ihren Instrumenten zu mir zu kommen, um mich durch die Klänge zu stabilisieren. Wie wohltuend waren all die aufbauenden und tröstenden Worte, die ich hörte.

Der schwerste Schritt für mich war, meinen beiden Söhnen die Nachricht zu überbringen. So unterschiedlich sie in ihrem Verhalten sind, so unterschiedlich nahmen sie auch die Hiobsbotschaft auf. Für die Angehörigen ist diese Krankheit ebenfalls ein einschneidendes Erlebnis. Der Ältere verarbeitete den Schock schnell und konzentrierte sich auf die Fakten. Er wollte den genauen Befund wissen und die anstehenden Behandlungskonzepte, die vorgesehen waren. Auch interessierten ihn mein emotionaler Zustand und meine Gedanken zu dem Thema. Wir hatten ein sehr tiefgehendes und ehrliches Gespräch, was mich meinem Sohn sehr nahe gebracht hat. Das Gespräch mit meinem jüngeren Sohn verlief emotionaler. Als ich seine Tränen in seinen Augen sah, konnte ich zum ersten Mal seit der Diagnose weinen. In seinen Augen sah ich meinen eigenen Schmerz. Ich empfand es als eine große Erleichterung und mein Sohn hielt diesen Ausbruch gut aus. Er versicherte mir, dass er alle meine Entscheidungen respektiere, und dass ich mich auf ihn verlassen könnte. Es war sehr wohltuend und tröstend, diese starke Verbindung, die durch die Krankheit ausgelöst wurde, zu erleben. Mit Freunden, von denen ich glaubte, dass sie mich, was die Behandlung betraf, beeinflussen wollten oder die selber instabil sind, mochte ich zu dieser Zeit keinen Kontakt, weil ich spürte, dass ich jetzt alle Kraft für mich benötigte. Mitleid war jetzt das Letzte, was ich ertragen konnte.

Auf Informationssuche

Bevor ich eine endgültige Entscheidung traf, wollte ich mir von verschiedenen Seiten Meinungen für eine Behandlung einholen. So verbrachte ich in den nächsten Tagen viel Zeit vor dem Computer und klickte mich durch die unterschiedlichsten Web-Seiten, die mich über die klassischen Methoden bis über alternative und komplementäre Behandlungsmöglichkeiten informierten. Eine gründliche Recherche sollte mir die Entscheidung erleichtern, so hoffte ich. Meine Aufmerksamkeit lenkte mich vor allem auf die Seiten mit alternativen Angeboten, die meist in Tageskliniken angeboten wurden, die aber leider nicht unter einem Radius von 100 km zu meinem Wohnort zu finden waren. Meine Sorge nahm wieder zu. War der einzig mögliche Weg tatsächlich die Chemotherapie, OP mit Strahlentherapie und Hormontherapie? Bei weiteren Nachforschungen stieß ich auf das Vitamin B 17 auch als Amygdalin oder Lactrile bekannt. Den Berichten nach zu urteilen, wirkte dieser Naturstoff u. U. sogar besser als eine Chemotherapie.

Was bewirkt eine Chemotherapie im Hinblick auf den malignen Tumor?

Ich hatte erfahren, dass jeder Tumor ein individuelles krankhaftes Zellgebilde ist und deshalb auch die Tumorarten, bzw. jeder Krebs nicht gleich behandelt werden kann. Selbst bei der Gattung Brustkrebs gibt es unterschiedliche Formen. Es gibt langsam wachsende Geschwulste, schnell wachsende Arten, aggressive und harmlose Varianten, hormonabhängige, genetisch bedingte Tumore, Tumore, die bereits Metastasen gestreut haben oder abgekapselt sind. Die Größe eines Tumors spielt nicht eine so große Rolle, wie man vielleicht glauben könnte. Ein kleiner Tumor, der metastasiert, ist gefährlicher als ein großer nicht metastasierender. Seit sich seit ein paar Jahrzehnten die Chirurgen, Zellbiologen und Molekularmediziner mit den entarteten Zellen und deren Behandlungsmöglichkeiten beschäftigen, ist das heute gängige Verfahren die Chemotherapie mit der chirurgischen Entfernung des Tumors. Die größten Heilungschancen werden den Patientinnen gegeben, bei denen keine Metastasen gefunden wurden. Eine 1973 durchgeführte Mailänder Studie ergab, dass durch die adjuvante CMF(Cytoxan, Methotrexat; Fluroruracil) Chemotherapie bei Brustkrebspatientinnen im Frühstadium die Rückfallquote verringert werden konnte. Bernhard Fischer stellte dann ebenfalls 1981 bei seinen Untersuchungen fest, dass die Rückfallquote bei einer postoperativen Tamoxifen-Behandlung bei Frauen mit Er-positivem Brustkrebs, der sich nur bis zu den Achsellymphknoten ausgebreitet hatte, um fast 50% verringert werden konnte. Besonders gut sprachen Frauen über fünfzig darauf an, bei der die üblichen Chemobehandlungen häufig versagten und die Wahrscheinlichkeit eines aggressiven, metastasenbildenden Rezidivs am höchsten war. Noch heute wird dieser Wirkstoff eingesetzt. Dies wäre also auch eine Option für mich.

"Eine zuverlässige, vollständige Heilung bot keine der beiden Behandlungsmethoden: Weder die adjuvante noch die antihormonelle Therapie vernichtete den Krebs. Die Antihormontherapie führte zu ausgedehnten Remissionen, die sich über Jahre, sogar Jahrzehnte hinzogen, und die adjuvante Therapie war vor allem eine Reinigung, die den Körper von verbliebenen Krebszellen säuberte; sie verlängerte die Lebenserwartung, aber viele Patientinnen hatten schließlich doch einen Rückfall. Am Ende, häufig nach jahrzehntelanger Remission, traten neue Tumore auf, und die waren resistent sowohl gegen die Chemo- als auch gegen die Antihormontherapie und brachten das Gleichgewicht, das die Behandlung hergestellt hatte, zum Einsturz." (S. Mukherjee)

Nach dieser Aussage wohl doch keine so gute Option für mich!

Auch der Gesundheitsexperte Andreas Moritz weist in seinem Buch darauf hin, dass Krebsmedikamente zwar Krebszellen zerstören, aber auch Krebs eindämmende Zellen und Blutgefäße, die Sauerstoff zu den Krebszellen sowie zu den gesunden Zellen transportieren: "Ionisierende Strahlung und Krebsmedikamente sind vollständig karzinogen und können deshalb fast überall im Körper zur Entstehung neuer Krebszellen führen."

Stand nach diesen Kenntnissen die Behandlung mit Zytostatika noch zur Debatte? Um diese Frage für mich zu klären, machte ich Termine in zwei Krankenhäusern für ein Beratungsgespräch aus.

Zwei unterschiedliche Beratungsgespräche zur Behandlung

In dem zuerst aufgesuchten Krankenhaus in der Nähe meines Wohnortes empfing mich im Warteraum eine kalte und angstbesetzte Atmosphäre. Eine junge Frau, die ebenfalls auf ein Gespräch wartete, weinte leise. Die anderen Frauen starrten abwesend vor sich hin. Auf dem Flur liefen die Ärzte und Besucher an unserem Glasfenster des Wartezimmers vorbei. Die Kälte der Hoffnungslosigkeit kroch durch den Raum, da halfen auch die Zuversicht suggerierenden Broschüren nichts. Nach kurzer Wartezeit wurde ich aufgerufen und von einer jungen Ärztin begrüßt, die sich meine mitgebrachten Unterlagen kurz ansah und mir dann ihren Behandlungsvorschlag unterbreitete. Wie erwartet, machte sie mir deutlich, dass zuerst eine Chemotherapie mit Tabletten über 6 Wochen notwendig sei, eine medizinisch ausgedrückt:" neoadjuvante Krebstherapie", um die Krebszellen abzutöten. Die Chemotherapie soll einen späteren Rückfall verhindern. Sie schädigt die Tumorzellen so, dass sie sich nicht mehr teilen, absterben und vom Körper abgebaut werden. Brusttumore sollen laut Deutsches Forschungszentrum Krebsinformationsdienst, so verkleinert werden oder das Wachstum verlangsamen. Die Chemo hätte zwar ein paar Nebenwirkungen, die man aber in den Griff bekommen könnte. Alle Zytostatika wirken auf rasch wachsendes Gewebe, also auch auf Haarwurzelzellen, blutbildende Zellen im Knochenmark und auf die Schleimhäute.

30

Nebenwirkungen dieser Medikamente sind Störungen der Blutbildung, auch der Immunfunktion usw. Nur wenige Patienten müssen mit Spätschäden rechnen, etwa mit Herzproblemen. Danach würde die Operation mit intraoperativer Bestrahlung und nach Heilung der Wunde mit weiterer sofortiger Strahlentherapie angesetzt, um den Tumor und die Randgebiete zu entfernen und frei von Krebszellen zu halten. Während der OP würden auch die Wächterlymphknoten entnommen, um festzustellen, ob sie befallen seien. Je nach Befund entnimmt man dann weitere Lymphknoten. Nach der OP wird dann entweder mit Chemo- oder mit einer Antihormontherapie gearbeitet. Nach meiner Frage, ob auch diese Antihormonpräparate Nebenwirkungen aufweisen, wurde sie etwas nervös und bejahte sie mit den beruhigenden Worten: *"Es wird ja alles genau beobachtet."* Als ich ihr zu verstehen gab, dass ich genau aus diesen Gründen eine Chemobehandlung ablehne, zuckte sie die Schultern und meinte: *„Wir Ärzte behandeln Sie nicht gegen Ihren Willen, doch der Erfolg ist sicherlich geringer und die Gefahr einer Metastasierung größer. Entscheiden Sie sich so bald wie möglich, denn der Tumor wächst schnell weiter und damit ist die Gefahr einer Metastasierung wahrscheinlicher."* Sie brachte das alles sehr kompetent professionell, klar und emotionslos über ihre Lippen. Ich erwähnte in dem Gespräch, dass ich einige Menschen mit einer Krebserkrankung begleitet hätte. Diese Klienten hatten die Chemotherapie durchlaufen, tapfer mit den schrecklichen Nebenwirkungen gekämpft, alles ertragen und waren schließlich doch gestorben. Als Ärztin im Krankenhaus würde sie diese Zwischenphase des langsamen stetigen Kräfteverlustes und der sich verändernden Persönlichkeit, den aufzehrenden nicht kontrollierbaren Schmerz und die Todesangst nicht erleben. Sie unterbrach mich und erzählte, dass eine Freundin von ihr im Alter von 29 Jahren an Krebs erkrankt sei und sie auch diese Seite erlebt hätte. Doch sie hielt weiterhin die toxische Behandlung für die einzige Möglichkeit einer guten Überlebenschance. Im Stillen wünschte ich dieser Freundin, die sich für die toxische Medikation entschieden hatte, eine anhaltende Heilung.

Deprimiert und benommen verließ ich das Krankenhaus. Zu Hause angekommen, kreisten meine Gedanken um das niederschmetternde Gespräch, stieg die Angst in mir hoch, der Solarplexus zog sich zusammen und die Trostlosigkeit machte sich breit. *Wovor habe ich Angst? Ist es die Angst vor dem Tod, der körperlichen Existenzlosigkeit?* Ich fühlte in mich hinein. Nein, für mich ist der Körper der Tempel der Seele, die über den Tod hinaus existiert. Diese körperliche Hülle kann ich ohne Bedauern abgeben, wenn sie meiner Seele nicht mehr dienen kann. Also, was ist es für eine Angst? Angst vor den eventuell auf mich zukommenden unerträglichen Schmerzen? Ja, da spürte ich eine Resonanz. Angst, ohnmächtig zu sein, zu erkennen, dass ich trotz aller medizinischen Maßnahmen, Meditation und Selbsterforschung keine Sicherheit für eine endgültige Heilung habe. Mein persönliches "Ich" war einerseits in der Aktivität gefordert, sich um eine Behandlung zu kümmern, andererseits musste es lernen, loszulassen. Ja, ohne Zweifel, dieses Sicherheitsdenken war noch vorhanden. - Loslassen, loslassen von allen

Vorstellungen Konzepten und Zielen war die nächste Übung.

Ich setzte mich zur Meditation auf mein Kissen, atmete tief, bis der Atem gleichmäßig und ruhiger wurde und ließ die Gedanken kommen und gehen, bis auch sie in den Hintergrund gerieten. Ich fühlte, wie ich wieder ruhiger wurde und ich zu meinem Frieden zurückfand. Obwohl ich ja nichts anderes als diese Auskunft über die Vorgehensweise erwartet hatte, war ich doch verwundert, wie mich dieses Gespräch mitgenommen und mich beunruhigt *hatte.*

Sollte ich ein zweites Krankenhaus überhaupt noch aufsuchen? Was versprach ich mir davon? Da ich aber den Termin für ein Gespräch schon bestätigt hatte, entschied ich mich doch, zu dem anthroposophischen Krankenhaus zu fahren.

Diese ebenfalls noch jüngere Ärztin begrüßte mich freundlich, begutachtete meine Unterlagen und sah sich meine Brust an. Sie erklärte mir, dass sie bei einer Operation die Brust in meinem Fall erhalten könnten. Die Chemotherapie stellte sie, genau wie die Ärztin des Krankenhauses in E., als unverzichtbar dar und fragte mich, wie ich dazu stehe und wie meine Einstellung dazu sei. Sie verstand meine geäußerten Bedenken. Zu meiner Überraschung kannte sie das Vitamin B 17. Erfahrungen hatte sie selber damit keine, da in die Regel die Patientinnen zu ihr kommen, bei denen es nicht geholfen hat. Eine Operation hielt sie für unvermeidlich und ebenfalls die damit verbundene Strahlentherapie. Eine anschließende Behandlung wäre wahrscheinlich eine Misteltherapie, je nachdem wie der Befund der entnommenen Wächterlymphknoten aussehen würde. Das Mistelpräparat regt das Immunsystem an sowie die Apoptose (Zelltod). Die gesunden Zellen werden nicht geschädigt. Auch diese Ärztin wies auf die Notwendigkeit einer schnellen Entscheidung hin. Die Behandlungsmethode sah hier also auch nicht viel anders aus.

Alternativmethoden, eine Option?

Musste ich wirklich diesen aggressiven Weg der Zellgift-Wäsche gehen, der mir innerlich nicht zusagte?

Jeden Tag behandelte ich mich dreimal täglich selber energetisch, meditierte und übte das Loslassen, die Annahme und zu vertrauen. Deutlich stieg in mir der Gedanke auf: *Die Natur und der Kosmos heilen. Suche und gehe deinen eigenen Weg. Übe Hingabe!* Ich erinnerte mich an die Worte von E. Tolle " Schließe Kontakt mit dem Energiefeld des inneren Körpers, sei intensivst präsent, löse die Identifikation mit dem Verstand, gib dich hin an das, was ist. "

Ich machte einen Termin bei meinem Heilpraktiker und Freund Juan, der mit seiner Akupunktur das Wachstum des Tumors beeinflussen wollte. Er unterstützte meinen Denkansatz und hielt es ebenfalls für wichtig, die seelische Komponente nicht zu vernachlässigen. Er schlug mir vor, die DMSO Tropfen (Dimethylsulfoxid) einzunehmen und bestärkte mich, das Vitamin B17 zu spritzen. Krebs wird als eine chronische Stoffwechselerkrankung in den Zellen gesehen. Der Körper hat mit dem Krebs ein Auslassventil für die Giftstoffe produziert. Ich testete die DMSO Tropfen aus, auf die mein Körper gut ansprach und bestellte mir eine 70% Lösung, die meine Zellen hoffentlich entgiftete sowie das Pulver des Zeoliths, dem "Stein des Lebens", wie das Vulkangestein auch genannt wird, das ich jeden Tag einnahm.

In meiner täglichen Meditation begab ich mich in die Stille und bat darum, dass mir die Situationen gezeigt werden, die meinen Körper veranlasst hatte, diesen Tumor zu bilden. Eines Tages tauchte ein deutliches Bild einer zurückliegenden emotionalen Verletzung auf und ich wusste, dass ich diese Situation mit einem Ritual auflösen konnte. Meine Erkenntnis deckte sich in diesem Punkt mit der Aussage L.L. Hays, die in ihrem Buch "Heile deinen Körper" als wahrscheinlichen Grund für Krebs eine tiefe seelische Verletzung und lange bestehenden Groll angibt.

Ich informierte Juan, der auch von seiner schamanischen Seite daran arbeitete. Doch da war noch mehr aufzulösen, das spürte ich deutlich. Gut wäre eine Hypnose durchzuführen, um das Unterbewusstsein zu erreichen. Der nächste Schritt kristallisierte sich klar heraus. Ich rief meinen Hausarzt an, von dem ich wusste, dass er eine Hypnoseausbildung absolviert hat, der als Allgemeinmediziner praktiziert und in der Komplementärmedizin und in der alternativen Onkologie ausgebildet ist. Er bot mir sofort ein Beratungsgespräch an. Ausführlich ging er auf meine Fragen ein. Die Biopsie, die ich bei der Untersuchung im Screening Center hatte durchführen lassen, hielt er für fragwürdig, da seiner Meinung nach der Tumor durch die Entnahme des Gewebes in seiner Tätigkeit angeregt würde und eine zusätzliche Gefahr einer Streuung bestünde. Seine Option wäre ein MRT (Magnetresonanztomographie) oder auch eine Blutuntersuchung, bei der das Hormon Choriongonadotropin, das in den Krebszellen zu finden ist, nachgewiesen werden kann. Ebenfalls bestehe auch bei einer OP die Gefahr einer Streuung von Metastasen, es sei denn, das Gewebe wird in einem unterkühlten Zustand entfernt. Diese Art der OP wird aber in Deutschland nicht durchgeführt, da Studien eine signifikante Verbesserung nicht bewiesen hätten. Er schlug mir Infusionen mit Amygdalin und Curcumin über einen Zeitraum von 6 Wochen vor mit gleichzeitigem Einsatz der lokalen Hyperthermie und mit anschließender Überprüfung durch ein MRT. Vorab riet er mir ein PET CT (Positronenemissionstomographie und Computertomographie) in K. machen zu lassen, um eventuelle andere Tumorherde oder Metastasen aufzuspüren, die nur bis in die tiefsten Schichten durch das PET CT erkennbar sind. Mein Einwand, dass mein Körper dabei einer sehr hohen Strahlenbelastung ausgesetzt sei, entkräftigte er damit, dass seine Vorgehensweise von dem Ergebnis abhängig und die angesetzte Strahlentherapie nach der OP viel höher sei. Er beruhigte mich, was den schnellen Handlungsbedarf betraf und meinte, ich solle mir in aller Ruhe überlegen, welchen Weg ich gehen wolle. Mit dem Satz: *„Kommen Sie wieder, wenn Sie 100% sicher sind, diesen Weg gehen zu wollen, "*entließ er mich.

Mit dieser mir wesentlich zusagenderen Auskunft machte ich mich auf den Heimweg. Ich atmete auf, ein kleiner Lichtblick. Eine Praxis in meiner örtlichen Nähe mit den verschiedensten Behandlungsmöglichkeiten!

Natürlich wollte mich auch meine Gynäkologin sprechen. So vereinbarte ich auch hier einen Termin. Sie begutachtete den Tumor mittels der Sonographie und konstatierte, dass dieser Tumor keine Schatten werfe, was normalerweise bei bösartigen Tumoren der Fall sei. Sie bestätigte, dass dringend Handlungsbedarf bestünde.

Meine Bedenken zur Chemotherapie konnte sie gut verstehen, stimmte aber nicht ganz glücklich der Behandlungsweise des Arztes zu. Auf jeden Fall wollte sie über alle durchgeführten Schritte informiert sein. Auch den Bericht des Befundes des PET Cts wollte sie lesen und das MRT auf spätere Zeit verschieben. Sie warnte mich eindringlich vor einem längeren Aufschub. Weiter gab sie mir die Webadresse eines Mannes, der die Selbstheilungskräfte des Menschen aktiviert und dazu eine Methode entwickelt hat, die er unterrichtet. Dieser Mann arbeitet auch mit einem Professor einer Uniklinik zusammen.

Verarbeitung der eingeholten Informationen

Jetzt war ich erst einmal mit vielen Infos vollgestopft. Nun galt es, sie in Ruhe zu sortieren und zu verarbeiten, um dann zu einer endgültigen Entscheidung meines weiteren Weges zu kommen.

Eine Müdigkeit setzte ein, die Stimmung wechselte vom deprimierten Zustand über Resignation bis zur geballten Willensstärke. Ohne die über lange Zeit entwickelte Fähigkeit, mich in einen meditativen Zustand versetzen zu können, wäre ich wie ein Grashalm im Sturm hin und her geschwankt. So konnte ich mich immer wieder stabilisieren und mich auf die wichtigsten Aspekte ausrichten. Ich schaffte es, in den Schmerz hineinzugehen und die Spannung durch Weinen aufzulösen.

Meine besten Freunde hatten stets ein Ohr für mich, wenn ich reden wollte, besänftigten meine Befürchtungen und stärkten mich in meinen Gedanken. Ich wurde immer demütiger und dankbarer. Im tiefsten Inneren wusste ich, dass das, was mir passiert, seinen Sinn hat, auch wenn ich ihn zum jetzigen Zeitpunkt nicht erkennen kann. Einer meiner spirituellen Lehrer lehrte mich u.a die universellen Gesetze. Eines davon besagt, dass **alles** immer in der göttlichen oder kosmischen Ordnung ist. Es bedeutet, dass alles in meinem Leben zur rechten Zeit, im rechten Umfang und Maße geschieht, wie es geschehen soll." Wäre es nicht so, würden die Vibrationen innerhalb einer gegebenen Situation auf einem Planeten, einer Galaxis oder einem Sonnensystem aus dem Gleichgewicht geworfen. "

Vielleicht wird mir die eigentliche Bedeutung des Tumors eines Tages offenbart.

Was will er mir sagen?

Wo soll ich genauer hinschauen?

Abends in der Ruhe und Stille tauchte ich in die Fragen ein. An manchen Tagen bekam ich keinen Impuls, an anderen tauchten plötzlich Bilder aus früheren Situationen vor meinem inneren Auge auf. In einer Situation mit einer mir einmal nahestehenden Person fühlte ich wieder deutlich, dass ich in meinem innersten Wesen nicht verstanden wurde und ich meiner Ohnmacht und Verlassenheit ausgeliefert war. Eine plötzlich auftauchende Konfliktsituation aus vergangener Zeit zeigte mir, wie ich unter einer Zurückweisung, die ich nicht akzeptieren wollte, litt. Jedes Mal, wenn ich eine emotional belastende Situation gewahr wurde, stiegen mir die Tränen in die Augen, manchmal artete es in einen Tränenstrom aus. Ich spürte, wie sich innerlich etwas löste und die Tränen versiegten. Anschließend konnte ich den Schmerz abgeben und loslassen. Zweimal hatte ich in dieser Zeit einen Traum, der mir deutlich in Erinnerung blieb. Ich sah einen mir fremden, großen, dunkelbraunen Hund auf mich zulaufen, der mich durch sein Bellen und seine Sprünge aufforderte, mitzukommen. Er führte mich auf ein weites, brach liegendes Feld. An einer ihm offenbar vertrauten Stelle blieb er stehen und begann das Erdreich mit seinen Pfoten aufzuwühlen. Ich schaute ihm interessiert zu und sah, wie die Erde allmählich ein Gesicht eines Menschen freigab. Es war das faltige Gesicht einer alten Frau, die lächelte. Plötzlich öffnete sie ihre Augen und sah mich mit einem strahlenden Blick an. Ich freute mich, dass die Frau lebte und erwiderte ihr Lächeln. Da ich in der Analyse von Träumen nicht so sehr bewandert bin, erzählte ich sie Juan, dem Schamanen. Er war sehr zufrieden und meinte, Mutter Erde hätte unsere Bemühungen angenommen. Er arbeitete weiter mit seinen Nadeln und energetisch an meinen ins Bewusstsein gekommenen Mustern. Ich spürte seine Zuversicht und innere Ruhe, die sich auf mich übertrug und mich stabilisierte. Jedes Mal fuhr ich nach seinen Sitzungen gelassen und zuversichtlich wieder heim. In solch einer Situation ist es so wichtig, Unterstützung zu erfahren, um nicht von einer plötzlich aus dem Nichts aufkommenden Angst übermannt zu werden, die die Tumortätigkeit u.U. auch noch begünstigt.

Hans, ein guter Freund brachte mir bei seinem Besuch ein Buch mit, in dem eine Amerikanerin, bei der ein großer Tumor im Bauch diagnostiziert wurde, ihren Weg der Heilung, einer Spontanheilung, beschrieb. Die Ärzte hatten ihr dringend zu einer schnellen Operation geraten. Sie erbat sich Bedenkzeit, behandelte den Tumor mit ihren Methoden und alternativen Therapien und nach einigen Wochen fanden die Ärzte bei einer genauen Untersuchung mit den neusten Geräten keine Spur eines Tumors. Dieses Buch sollte mir zeigen, dass es auch andere Möglichkeiten gibt und wir nie wissen, was für uns vorgesehen ist. Ich bin selber eine Realistin, die die Fakten akzeptiert und danach handelt. Ich glaube nicht, dass ich gegen den Krebs „kämpfen" muss, wie mir von einigen

Seiten geraten wurde. Ich führe keinen Krieg gegen mich selbst, denn der Tumor ist eine falsche Steuerung in meinen Zellen. Nein, im Gegenteil, der Tumor will mir helfen, Dinge aufzuspüren, die ich ignoriert habe, aus welchem Grund auch immer. Können sie gelöst werden, ist die Chance auf Heilung wesentlich größer. Dann kann ich den medizinisch sanfteren Weg gehen, die Selbstheilungskräfte aktivieren, loslassen und auf die Kraft der Natur und des Himmels oder des Kosmos oder auf Gott vertrauen.

Die Richtung meines Weges wurde immer klarer. Dies kann nur mein Weg sein! Eines Abends kam deutlich der innere Impuls, eine geistige Chirurgie d.h. eine Chirugie, die mit der Vorstellung und der geistigen Kraft arbeitet, vorzunehmen. Zusätzlich benutzte ich einen kleinen Kristall. Nach meinen vorbereitenden Übungen, Gebeten und Ritualen setzte ich die Spitze des Kristalls auf den Tumor und nahm die Chirurgie vor. Plötzlich schoss ein ungeheuerlicher Schmerz in meine Brust, der sich wie ein Ballon aufblies und dann nachließ. Anschließend musste ich meine Hand noch einige Zeit auf der Brust liegen lassen, bis der Schmerz sich auflöste. Der Tumor zeigte mir, wie viel Schmerz in mir festsaß. Bilder der Verlassenheit, der Hilflosigkeit und Traurigkeit tauchten auf und ich wusste jetzt genau, dass ich ein homöopathisches Mittel brauchte, das Aspekte der Angst vor dem Tod, sowie unterdrückte Liebe und die Hormonsteuerung in den Nebennieren umfasst. Mein Heilpraktiker gab mir nach unserem Gespräch ein bestimmtes Mittel in einer C 100 Potenz, das ich an 2 aufeinanderfolgenden Tagen einnahm. Danach ging es mir erst einmal schlecht. Ich fühlte mich ausgelaugt, müde und zum Sterben bereit.

In dieser Zeit visualisierte ich immer wieder meine schützende Felsengrotte, in die ich hineinging und über einen feinen Sand in den dort befindlichen See mit hellgrünem, warmen Wasser zum Schwimmen ging. Aus den Felswänden wuchsen große Bergkristallspitzen, in denen sich das durch einen Spalt in der Felsdecke, hereinfallende Sonnenlicht spiegelte und das Wasser energetisch auflud. Hier fühlte ich mich geborgen, leicht, völlig frei und glücklich. Dies war mein Anker, mein friedlicher Zufluchtsort, an den ich mich jederzeit zurückziehen konnte.

Eine Information fehlte noch. Das PET CT stand mir noch bevor. Dazu war es wichtig, im inneren Gleichgewicht zu bleiben. Ich wusste ja um die Strahlenbelastung einerseits und die Bedeutung des Ergebnisses andererseits. Da musste ich jetzt durch. Um 6 Uhr morgens stand ich auf, bereitete mich seelisch vor und fuhr zunächst zu meinem älteren Sohn nach D. Er wollte von dort mich nach K. zum PET CT fahren und während der Behandlung bei mir bleiben. Früh morgens hatten wir dort einen Termin. Der Röntgenarzt hörte sich meinen Befund an und erläuterte mir das Verfahren. Ich bat ihn, mir anschließend keine Auskunft zum Ergebnis zu geben, da ich im Augenblick zu meiner Ruhe gefunden hatte und sie auch die nächsten Tage bis zur Besprechung bei meinem Arzt beibehalten wollte. Dr. I. war erstaunt, da die Patienten normalerweise sofort das Ergebnis wissen wollen. Mein Sohn zeigte sich jedoch interessiert und der Arzt willigte ein, ihm die Auskunft zu erteilen. Nun begann die zermürbende, rund fünf Stunden dauernde Untersuchung.

Als erstes bekam ich ein Kontrastmittel gespritzt, das eine Zeitlang wirken musste, bevor ich für 20 Minuten in die Röhre gefahren wurde. Jetzt hieß es mit den Armen seitwärts nach oben über den Kopf gelegt, die Augen geschlossen, 20 Minuten ohne Bewegung liegen zu bleiben. Da ich das in mich Versenken gewohnt bin, bereitete mir das Liegen keine Schwierigkeiten. Nach der abgelaufenen Zeit wurde ich wieder hinaus ans Licht befördert und durfte mich eine Stunde lang außerhalb des Zentrums bewegen und frühstücken. Ich spürte keine Veränderung an mir und genoss das Frühstück mit meinem Sohn. Als nächstes bekam ich ein anderes Kontrastmittel gespritzt und wurde noch einmal für 15 Minuten in gleicher Position in die Röhre gefahren. Es wurde zusätzlich ein Kopf CT angefertigt, das 10 Minuten dauerte. Danach wurde ich entlassen. Auf dem Gang wartete ich auf die Bilder und mein Sohn auf das Ergebnis. Nach einiger Zeit kam eine Ärztin auf mich zu und bat mich um eine Aufnahme in Bauchlage von der Brust, die sie versäumt hätten, aufzunehmen. Ich sollte mir aber keine Sorgen machen, die Ergebnisse wären bisher sehr gut. Dann entschuldigte sie sich, da ich die Ergebnisse ja nicht hören wollte. Erleichtert atmete ich auf, dankte ihr lachend und befreit für die Auskunft und hätte sie fast vor Freude umarmt. Die Brustaufnahme dauerte noch einmal 6 Minuten und dann war ich endlich entlassen. Mein Sohn hörte sich die Erklärungen von Dr. I. zu den Bildern genau an. Nach Erhalt der Bilder konnten wir das Gebäude verlassen und zurückfahren. Nach zweistündiger Ruhe war ich so fit, dass ich wieder nach Hause fahren konnte. Selbst meine Testfähigkeit mit dem Pendel oder der Rute war trotz der Radioaktivität im Körper noch intakt. Dankbar ließ ich mich auf mein Bett fallen. Keine weiteren Tumorherde und keine Metastasen im Körper, auch nicht in den Lymphknoten. Eine gute Ausgangsposition für die anstehende Behandlung!!!! Es war wirklich eine gute Entscheidung, in das PET CT einzuwilligen. Die nächsten Tage bis zur Besprechung mit meinem Hausarzt verliefen ruhig, innerlich wie auch äußerlich. Auch zu diesem Gespräch wollte mich mein Sohn begleiten, da er über die weiteren Behandlungen informiert sein wollte. Ihn beschäftigten die Methoden, die es außerhalb der Chemo noch gab.

Dr. X. war ebenfalls mit dem Bericht des Röntgenarztes sehr zufrieden und empfahl mir mit den Amygdalin- und Curcumininfusionen sowie mit der lokalen Hyperthermie zu beginnen.

Entscheidung und Anfang der Reise ins Ungewisse

Nun begann mein Weg als Krebspatientin. War ich tatsächlich eine Krebspatientin? Das Wort Patient bedeutet etymologisch "der Leidende". Litt ich unter dieser Krankheit? Physische Schmerzen hatte ich bisher keine. Seelisch war ich aufgewühlt und musste mich neu orientieren. Vielleicht stand mir ein Leiden noch bevor? Doch wenn etwas litt, dann war es das "Ich", das geboren wird und auch wieder stirbt. Wie stark war mein "Ich" noch vorhanden?

Regelmäßig 1-2 mal wöchentlich für insgesamt sechs Wochen sollten diese Anwendungen gemacht werden. Zunächst wollte man feststellen, ob ich die Mittel vertrage und dann die Dosis steigern. Es sollte damit eine Vernichtung des Tumors und ein Abtöten der Krebszellen erreicht werden. Ich wurde gebeten, noch einmal alles zu überschlafen und dann Bescheid zu geben. Nein, ich wollte sofort loslegen, eine Bedenkzeit benötigte ich nicht mehr. Ich hatte mich entschieden! So vereinbarte ich in der Praxis für die nächste Woche die ersten Termine.

Ich spürte eine deutliche Erleichterung. Jetzt ging es los! Die mentalen Vorbereitungen hatten Juan, der schamanische Heilpraktiker und ich selber ja schon eingeleitet.

In den nächsten Tagen arbeitete ich weiter an mir. Ich stärkte mental meine Lebenskraft, den Solarplexus, das Herzzentrum, die Drüsen, die Galle und die Leber. Aus der linken Brust zog ich die kranke Energie aus dem Gewebe und stärkte die gesunden Zellen. Zusätzlich setzte ich verschiedene Essenzen, Kristalle und bestimmte Klanginstrumente ein. Um den Körper zu entgiften, nahm ich Löwenzahnsaft, Solidago, DMSO Tropfen und Zeolith ein. Meine Ernährung hatte ich ja schon umgestellt. Ich fühlte mich fit, meine Gemütslage stabil, ich hatte überhaupt nicht das Gefühl, krank zu sein. Bis auf die vielen Arztbesuche und die verstärkte energetische Arbeit an mir selber lebte ich mein Leben wie vor der Diagnose. Freunde besuchen, Theater- oder Kinobesuche - auf all die angenehmen Dinge im Leben musste ich nicht verzichten oder *noch* nicht verzichten? Allerdings galt es wegen der Infektionsgefahr vorsichtig zu sein, ich durfte mein Immunsystem nicht stärker belasten und diese Krankheit unterschätzen. Nach der Meditation ließ ich bewusst den Todesgedanken zu, ging in die Angst, wenn sie auftauchte, hinein und ließ das Mantra, das ich von einem Zen-Meister erhalten hatte, weiter arbeiten. Immer wieder hörte ich die Botschaft: *Du kannst die Mittel für die Heilung wählen, doch die letzte Instanz ist der göttliche Wille.*

Auseinandersetzung mit dem Thema " Krebs"

Bevor ich mich dem spirituellen Weg zuwandte, hatte ich mich mit den christlichen Religionen auseinandergesetzt und für mich herausgefunden, dass die Religion, wie sie die Kirche vermittelt, mir nicht viel bedeutet. Doch die tiefe Essenz, die hinter den Botschaften steckt, wirkt auf mich. Ich glaube nicht nur an eine starke Kraft, die uns lenkt und die in uns ist, ich spürte sie durch die Arbeit, die mein Lehrer und Freund mit mir machte. Egal welchen Namen diese Kraft bekommt: Gott, Allah, Jehova, höhere Intelligenz.....Für mich ist es, da ich christlich erzogen wurde, die göttliche Kraft oder die kosmische Kraft. Meine Sehnsucht, diese Tür in mir zu öffnen, diese Kraft zu spüren, war so stark, dass ich alles Private dafür hergab.

Meine Arbeit als Lehrerin in der Schule, die Erziehung meiner beiden Söhne, die Pflege des Hauses und meine spirituelle Arbeit füllten mich vollkommen aus. Ich wurde immer sensibler, meine geistige Kraft nahm zu, ich hatte keine Probleme, die Arbeit zu schaffen und doch nahm meine Unzufriedenheit zu, was meine Arbeit in der Schule anbelangte. Meine Wahrnehmung änderte sich. Obwohl mir die Arbeit mit den Kindern viel Freude bereitete, spürte ich, wie mir Energie für viele unsinnige, ineffektive Aufgaben entzogen wurde, die mir an wichtigeren Stellen nicht mehr zur Verfügung stand. Obwohl ich schon Stunden reduzierte, wurde der Aufgabenbereich immer größer. An manchen Tagen war ich regelrecht verzweifelt und wollte alles hinschmeißen, weil ich viel Energie in Situationen geben musste, die an anderen Stellen viel effektiver gewesen wären. Immer öfter musste ich mich einstimmen: Nimm die Situation an, denke nicht darüber nach, tanke in der Stille auf. Damit hielt ich mich einige Jahre über Wasser und dann wusste ich: es geht so nicht mehr, du brauchst jetzt ein Jahr Pause. Zwar erhielt ich keinerlei Bezüge und musste die private Krankenkasse selbst bezahlen, hatte also erhebliche Geldeinbußen, doch auf der anderen Seite wusste ich, dass ich sehr krank werden würde, wenn ich noch weiter in dem System auf diese Art und Weise arbeiten würde. So nutzte ich das Jahr, beschäftigte mich intensiv mit mir und betreute einige Klienten. Aus finanziellen Gründen stieg ich nach dem Erholungsjahr für zwei Jahre gut erholt und mit voller Kraft wieder ein. Im Jahr 2011 ging ich in den schulischen Ruhestand und widme mich seitdem ausschließlich meiner energetischen Arbeit. Seit mehreren Jahren lebe ich das Leben, das ich immer leben wollte, den Menschen auf meine spezielle Art und Weise zu dienen. Warum also jetzt der Krebs? Habe ich eine genetische Veranlagung, die jetzt zu dem Krebs geführt hat?

Was genau ist Krebs?

Der Stand der Wissenschaft

Krebs ist eine Krankheit, die durch das unkontrollierte Wachstum einer einzelnen Zelle entsteht. Das Wachstum ist eine Folge von Mutation, von Veränderungen in der DNA , von Genen, die wucherndes Zellwachstum in Gang setzen. In einer Krebszelle sind die Steuerungsmechanismen, die Zellteilung und Zelltod regulieren, gestört. Es entsteht eine Zelle, die nicht mehr aufhört zu wachsen. Der Körper kann durch ein psychisches Trauma oder durch andere äußere Einwirkungen oder Krankheit geschädigt sein. Es verteilen sich hohe Dosen von Östrogen oder andere Steroidhormone im Körper und regen die Produktion von Trophoblasten für Zellwachstum und Heilung an. Zum Krebs kommt es erst dann, wenn der Heilungsprozess vom Körper nicht beendet wird, sobald die Aufgabe erledigt ist. Es ist ein Heilungsprozess, der außer Kontrolle geraten ist. Wenn sich Krebs bildet, versucht der Körper ihn zu versiegeln. Das führt zuerst zu einem Knoten oder einer Verdickung. Hier spricht man noch von einem gutartigen Tumor oder Polyp. Trophoblasten bilden das Hormon Choriongonadotropin (CG), das tun ebenso die Krebszellen. Dieses Hormon ist im Urin nachweisbar und es gibt keine andere Zellart, die CG bildet. Findet man dieses Hormon, hat man einen bösartigen Krebs. Der Urintest hat eine Genauigkeit von 95%. Da taucht natürlich die Frage auf: Warum muss man eine Biopsie machen lassen, wobei manche Ärzte

50

davon ausgehen, dass solch ein Eingriff die Wahrscheinlichkeit von einer Streuung der Metastasen erhöht?

Med. Rat Dr. med. R. Pekar spricht von mehreren Ebenen der Krebsbildung, z. B. der bio-elektrischen und Immunebene, dem bio-chemische Milieu und der psychischen Ebene. Für ihn ist eine Krebskrankheit mit Tumor eine jahre - oder lebenslange Infektion.

Der Physiker Prof. F. Popp sieht Krebs als eine Kohärenzstörung, die in der Kommunikation über Licht stattfindet. Kohärenz ist die Voraussetzung, dass elektromagnetische Strahlung Informationen übertragen können. Bei kohärentem Licht sind die Frequenzen aller Wellen gleich. Krebs ist in seinem Verständnis, eine Erstarrung in der Lichtemission, das Lichtfeld ist niedrig gehalten. Die Kommunikation in der Zelle und zwischen den Zellen ist gestört. Es findet kein Lichtaustausch zwischen dem Nukleus und den Mitochondrien statt. Um das Zellwachstum zu verhindern, muss ein Lichtaustausch stattfinden. "Je kohärenter die Lichtwellen sind, umso besser lassen sich die Zellen durch Interferenz in einem Verband organisieren. Mit dem Verlust der Kohärenz verlieren die Zellen konsequenterweise die Kommunikationsfähigkeit und verhalten sich dann ebenso autistisch wie es Tumorzellen tun. "

Meine Intuition sagte mir, dass ich dies alles mit bedenken und einsetzen musste, um einen Erfolg auf Heilung zu haben. Die Ursachen von Krebs, wenn er sich nicht ausschließlich durch von außen zugeführte Toxine entwickelt hat,(z. B. erhöhte Radioaktivität) erklärt keine

Wissenschaft, bzw. die Wissenschaftler sind sich nicht einig.

Ich sehe den Krebs als einen Vorgang, der mir etwas mitteilen möchte. Meine Aufgabe ist es, neben den medizinischen Maßnahmen, die selbstverständlich eine wichtige Rolle spielen, hinzuschauen, hinzuhören, in mich hineinzuspüren, was den Körper dazu veranlasst, diesen Tumor zu bilden. Die Ergebnisse der Forschungsarbeit von Prof. F. Popp haben mich beeindruckt. Sie bekräftigen mich in meiner Arbeit, die Selbstheilungskräfte durch die Lichtarbeit zu stärken.

Eine These, die von den Wissenschaftlern vertreten wird, ist die, dass Krebs einen genetischen Ursprung haben kann. S. Mukherjee, ein Arzt und Wissenschaftler spricht von einer sich *klonal* entwickelnden Krankheit. "Jede Generation von Krebszellen erzeugt eine kleine Anzahl von Zellen, die sich genetisch von ihren Eltern unterscheidet. Wenn ein Chemotherapeutikum oder das Immunsystem den Krebs angreift, wachsen mutierte Klone heran, die resistent gegen den Angriff sind. Die bestangepassten Krebszellen überleben. Dieser unerfreuliche, gnadenlose Zyklus aus Mutation, Selektion und Wucherung erzeugt Zellen, die immer besser angepasst sind, immer besser imstande, zu überleben und zu wachsen. Wie keine andere Krankheit nutzt der Krebs das Grundprinzip der Evolution." Nach dieser Aussage wirft der Einsatz der Chemotherapie doch Fragen auf? Die Mediziner versuchen dieses Problem durch eine Zusammenstellung verschiedener Zytostatika zu meistern.

In Studien ist festgestellt worden, dass genetische Dispositionen nur bei wenigen Patienten eine Rolle spielen, bei Brustkrebs kommen sie allerdings häufiger vor. Dr. Hamer, Internist und Gegner der Schulmedizin hat vor einiger Zeit veröffentlicht, dass das lokale Krebsgeschehen auch Veränderungen in bestimmten Gehirnarealen anzeigt und dass dabei psychische Faktoren, z. B. seelischer Schock, eine wesentliche Rolle spielen. Leider hat man diesen Ansatz abgelehnt und nicht weiter verfolgt, da es keine wissenschaftlichen Beweise hierfür gab.

So müsste man eigentlich erst einmal prüfen, ob der Krebs eine genetische Ursache hat (dies wird heute überprüft durch einen Gentest, der aber bei Risikopatientinnen zur Abklärung nicht von allen Kassen bezahlt wird), ausschließlich durch Toxine hervorgerufen wurde oder hauptsächlich psychische Faktoren eine Rolle spielen oder ob alle drei Faktoren krebsätiologisch sind.

Der spirituelle, indische Mediziner Dr. Deepak Chopra hat sich mit dem Thema Medizin und Heilung auseinandergesetzt. Er selbst ist Internist und Endokrinologe und weist in seinem Buch "Heilung darauf hin, dass die körperlichen Mangelerscheinungen weder naturgegeben noch auf Fehler in den Genen zurückzuführen sind. Für ihn formt jede Entscheidung, die der Mensch trifft, bewusst oder unbewusst, den Körper ein wenig. Die Gene passen sich seiner Meinung nach, dem Denken, Handeln und Empfinden an. Über bestimmte Botenmoleküle werden die Stimmungsveränderungen an die Körperzellen weitergeleitet und somit die chemische Grundaktivität in jeder Zelle verändert.

Der spirituelle Ansatz

Der Arzt Dr. Chopra beschreibt in seinem Buch "Das Buch der Geheimnisse" ebenfalls wie wichtig es ist, den Geist bei der Heilung mit einzubeziehen. Durch den bewussten Einsatz des Geistes können wir eine Transformation bewirken, die bis in die Zellen greift. Aus seiner Sicht ist das Leben reines Potential, bis es geformt wird. Das heißt, dass das Leben unendlich offen ist. So führt er aus: " Die Gefühlsahnungen, die in einem Krebspatienten aufsteigen, kommunizieren auf ähnliche Weise mit dem Körper wie die Moleküle eines Medikamentes. Am Anfang ist stets das Bewusstsein, erst dann folgen sowohl die objektiven als auch die subjektiven Projektionen. Der Verstand ist gewohnt alles in Gedanken zu fassen und kann etwas, das jenseits des Denkens liegt, nicht erfassen. Bevor wir etwas erleben, entsteht dieses Erlebnis in unserer Vorstellung. Anschließend entfalten sich diese Bilder, werden zu greifbaren Gegenständen und Ereignissen. Während das geschieht, treten wir subjektiv in das Ereignis ein, d.h. nehmen es in unser Nervensystem auf. Um die Essenz des Lebens zu finden, müssen wir aus dem Bild heraustreten und uns selbst erkennen.

Ich bin, ich bin bewusst, ich erschaffe. "

Infolgedessen habe ich auch den Krebs erschaffen, selbst wenn mir mein Verstand sagt: Nein, den wolltest du nicht!

Bruce Lipton, ein Zellbiologe und Professor der Medizin, widmete sich weiterer Forschungsarbeit, als er feststellte, dass seine bisherigen Forschungsergebnisse unwiderlegbare Beweise boten, dass der oberste Grundsatz der Biologen, der genetische Determinismus, grundsätzlich nicht stimmig ist. Er schreibt in seinem Buch "Intelligente Zellen", dass ich schon vor meiner Diagnose verschlungen hatte, weil es meinen Denkansatz bestätigte, folgendes:

"Unser Denken bewegt sich in der physischen Welt Newtons und missachtet die unsichtbare Quantenwelt Einsteins, in der Materie aus Energie besteht und es nichts Absolutes gibt. Auf der atomaren Ebene ist ja noch nicht einmal gesichert, dass es die Materie überhaupt gibt. Es gibt sie nur als Tendenz. Die medizinische Forschung schreitet voran. Eine Entdeckung nach der anderen erklärt biochemische Signalstoffe wie Hormone und Zytokine, Wachstumsfaktoren und Tumor-Unterdrücker, doch sie deutet keine paranormalen Phänomene wie Spontanheilung(...)".Alle Heilweisen wie Akupunktur, Chiropraktik und Gebete beruhen auf dem Glauben, dass es elektromagnetische Felder gibt, die unsere Körper und Gesundheit beeinflussen können." (Lipton S. 97)

Die Quantenphysiker entdeckten, dass physische Atome aus Energiewirbeln bestehen, die sich ständig drehen und schwingen. Jedes Atom ähnelt einem taumelnden Kreisel, der Energie ausstrahlt. Da jedes Atom sein eigenes spezifisches Energiemuster hat, seine "Schwingung", besitzen auch Zusammenschlüsse von Atomen (Moleküle) ihr eigenes, identifizierendes Energiemuster. So hinterlässt jede materielle Struktur im

Universum ihre eigene, einzigartige Energiesignatur."(Lipton S. 98)

Wie wir aus der Physik wissen, besteht die Struktur eines Atoms aus vielen kleinen Wirbeln namens Quarks und Photonen. Materie kann gleichzeitig als festes Teilchen und als immaterielle Kraft (Welle) beschrieben werden. Die Tatsache, dass Energie und Materie ein und dasselbe sind, erkannte schon Einstein E=mc 2. Energie E ist gleich Materie m mal Lichtgeschwindigkeit c im Quadrat."

"Die Mediziner richteten sich nach dem Newtonschen Weltbild und ließen die Bedeutung der Energie für Gesundheit und Krankheit außer Acht. Aus der Sicht der Quantenphysik zeigt sich das Universum als eine Integration voneinander abhängiger Energiefelder, die durch ein Netzwerk von Interaktionen verbunden sind. Eine biologische Fehlfunktion kann aus einem Missverständnis auf der Ebene des Informationsflusses entstehen." (Lipton S.101)

Der Unterschied zwischen den beiden Zweigen der Physik besteht darin, dass sich die Quantenphysiker stärker auf die molekulare und atomare Ebene beziehen, während die Physiker sich mit den Newtonschen Gesetzen beschäftigen.

„Die Manifestation einer Krebserkrankung zeigt sich auf der Makroebene möglicherweise als Tumor, doch der Prozess, der den Krebs ausgelöst hat, begann auf der molekularen Ebene der betroffenen Stelle. Tatsächlich beginnen die meisten biologischen Fehlfunktionen (außer Verletzungen und physisches Trauma) auf der Ebene der zellulären Moleküle und Ionen, daher die Notwendigkeit für eine Biologie, die den Newtonschen und den quantenphysikalischen Ansatz vereint.

Wir wissen, dass lebendige Organismen Umweltsignale empfangen und interpretieren müssen. Das Überleben ist direkt von der Geschwindigkeit und Effizienz dieser Signalübertragung abhängig. Ein elektromagnetisches Signal kann mit 186.000 Meilen pro Sek. übertragen werden, während diffundierende Substanzen es auf weniger als einen Zentimeter pro Sek. bringen. Energetische Signale sind also 100 mal effizienter und viel schneller als biochemische Signale. Es gibt keine ernsthaften Forschungsmittel für die energetische Medizin. Und das Absurde daran ist, dass diese Heilmethoden so lange offiziell als unwissenschaftlich bezeichnet werden können, wie es keine entsprechend wissenschaftliche Studien gibt, was natürlich auch sehr schwierig ist, da man hier die gängigen Methoden nicht anwenden kann." (Lipton S. 109)

Bruce Lipton erklärt weiter, dass es energieverstärkende oder energieschwächende Interferenzen geben kann. Wo sich Wellen überschneiden, die zeitgleich und gleichgroß erscheinen, verdoppelt sich die Kraft. Sind die Wellen nicht koordiniert und konvergieren nicht miteinander, annullieren sie sich gegenseitig. Seiner Meinung nach hat auch das positive Denken eine begrenzte Funktion:

"Positives Denken allein muss noch überhaupt keine Wirkung auf unser Leben haben. Und wenn Menschen nur so tun, als dächten sie positiv, schwächen sie sich sogar umso mehr, weil sie meinen, nun all ihre Möglichkeiten, etwas in ihrem Leben zu ändern, erschöpft zu haben. Die Menschen haben nicht verstanden, dass die scheinbar getrennten Abteilungen Bewusstsein und Unterbewusstsein sehr wohl voneinander abhängen. Das Bewusstsein ist kreativ und kann positive Gedanken erzeugen. Dass Unterbewusstsein hingegen ist ein Speicher instinktiver und erlernter Verhaltensweisen, die durch entsprechende Reize abgerufen werden. Das Unterbewusstsein reagiert gewohnheitsmäßig- es reagiert zu unserem Leidwesen auf die gleichen Lebenssignale immer mit dem gleichen Verhalten. Die neurologischen Verarbeitungskapazitäten des Unterbewusstseins sind dem Bewusstsein haushoch überlegen. Wenn also die Wünsche des Bewusstseins den Programmen des Unterbewusstseins widersprechen, wer gewinnt dann wohl? Sie können sich eine positive Affirmation wie dass Sie liebenswert sind oder dass sich Ihr Tumor auflöst, tausendfach wiederholen – wenn Ihnen als Kind immer wieder gesagt wurde, dass Sie wertlos oder schwach sind, wird Ihr Unterbewusstsein all Ihre Bemühungen untergraben." (Lipton S. 126) Mit anderen Worten, es muss erst einmal das mentale Muster des Selbstwertes bearbeitet werden, bevor die Affirmation greifen kann.

Auch den Emotionen räumt er bei den Heilungsprozessen einen wichtigen Stellenwert bei: "Die Evolution des limbischen Systems erzeugte einen einzigartigen Mechanismus, der die chemischen Kommunikationssignale in Empfindungen übersetzte, die von allen Zellen der Gemeinschaft wahrgenommen werden konnten. In unserem Bewusstsein erfahren wir diese Signale als Emotionen. Das Bewusstsein nimmt nicht nur den Fluss der koordinierenden Zellsignale wahr, sondern kann auch Emotionen erzeugen, die sich im Nervensystem in Form kontrollierter Freisetzung von regulatorischen Signalen manifestieren. Genauso wichtig war die Erkenntnis, dass Emotionen nicht nur durch ein Feedback der Umweltinformationen des Körpers entstehen, sondern dass der seiner selbst bewusste Geist auch durch das Gehirn Gefühlsmoleküle erzeugen und das System damit überlagern kann. So kann der angemessene Einsatz des Bewusstseins einen kranken Körper gesunden lassen, während eine unangemessene Kontrolle der Gefühle einen gesunden Körper krank machen kann." (Lipton S. 129)

Er postuliert, dass die Reaktionen auf die Umweltreize durch unsere Wahrnehmungen gesteuert werden, unsere erlernten Wahrnehmungen jedoch nicht immer zutreffen. Die Wahrnehmung steuert zwar die Biologie, doch kann sie falsch oder wahr sein. Deswegen bezeichnet er diese steuernde Wahrnehmung als Überzeugung.

„Das Geheimnis des Lebens liegt darin, unseren Geist auf Wachstum auszurichten. Nicht unsere Gene, sondern unsere Überzeugungen steuern das Leben." (Lipton S. 143)

Jetzt las ich mir die wichtige Botschaft noch einmal durch, um den Gedanken an das schulmedizinische Vorgehen mit der Chemotherapie aus meinem Kopf zu bekommen, das auch nur ein Versuch zur Heilung sein kann, wie alle anderen Vorgehensweisen auch nur Versuche sind. Wie ein Schreckgespenst tauchte es immer mal wieder in meinem Bewusstsein auf. Dadurch wurde mir noch einmal deutlich, wie stark die Aussagen der Krankenhausärzte auf mich gewirkt hatten.

In wieweit tragen der Geist und das Bewusstsein zur Heilung bei?

So arbeitete ich weiter im vollen Vertrauen, dass die kosmischen oder göttlichen Kräfte durch mich wirken und war jeden Tag aufs Neue dankbar, dass ich Mediziner gefunden hatte, die mich nicht nur als einen Körper sahen, dessen nicht funktionierender Teil repariert werden musste, sondern als Menschen wahrnahmen, dessen körperliche Verfassung Ausdruck der Umwelt und der Psyche ist. Da der Geist ein machtvolles Instrument der Heilung ist, stellte ich mir neben den Affirmationen und Absichten, die ich mir gab, die Brust immer wieder in einem gesunden Zustand vor. Weiter suchte ich nach mich blockierenden emotionalen und mentalen Mustern.

Mit dem Thema Geist und Bewusstsein bin ich schon seit Jahren vertraut. Vor ca. 25 Jahren suchte ich den Theosophen Dr. Stylianos Atteshlis (Daskalos) auf, der auf Zypern lebte. Leider traf ich ihn nicht dort an, doch ein Schüler von ihm verwies mich auf seine Schriften. So studierte ich seine schriftlichen Werke. Hier eine kurze Zusammenfassung zum Thema Geist.

Nach Daskalos ist die Quelle des Geistes die göttliche Fülle, eine Ausdrucksform, die Allweisheit, Allmacht und All-Liebe enthält. Geist ist eine Emanation (Ausstrahlung) des absoluten Seins. Alles ist Geist in verschiedenen Abstufungen und Schwingungsfrequenzen. Geist ist nicht das absolute Sein. Er ist Übersubstanz, Übermaterie, Urfeuer, unvergängliches Licht, zeitlose Gegenwart. Geist ist eine der Ausdrucksformen des göttlichen Denkens. Es gibt ihn in unterschiedlichen Schwingungsfrequenzen. Die grobstoffliche Materie, also auch der Körper, ist verdichteter Geist. Durch Geist gibt sich das absolute Sein Ausdruck. Der Mensch wiederum trägt absolutes Sein in sich als sein inneres Selbst, seine heilige Monade. Der Mensch macht ständig und unaufhörlich Gebrauch von Geist.

Jeder menschliche Wunsch, jeder Gedanke, jede Reaktion oder Aktion und jeder Eindruck werden sowohl im materiellen Gehirn als auch im inneren kosmischen Gedächtnis aufgezeichnet, das ein Teil des Geistes ist. Der kosmische Geist ist aber noch mehr. Er ist u.a. die Gesamtheit persönlicher Eindrücke, Gedanken und Wünsche. Sobald Geist Form und Gestalt von Überlicht und Urfeuer annimmt (kosmischer Äther) entstehen Strahlung und Schwingung. Die Ursachen der Schwingung sehen wir bereits im absoluten Sein, jedoch ohne Schwingung. Der heilige Geist gibt Gott Ausdruck und benutzt Geist zur Erschaffung der Universen. Geist jenseits von Übersubstanz (mentalen Welt) entzieht sich dem menschlichen Verständnis.

In den körperlichen Organen gibt es eine Kraft oder Geist. Persönlicher Magnetismus ist Geist in seiner niedersten Erscheinungsform. Er schwingt, um menschliche Persönlichkeit zu erschaffen und dient als Verbindung des materiellen Gehirns und Körpers, so dass unser persönliches Selbst sich unabhängig vom Körper als die selbstbewusste Seele Ausdruck verleihen kann. Der Teil des Geistes, der mehr oder weniger sichtbar ist und sich zu materieller Substanz verdichten kann, ist das ätherische Doppel. Es dient unserer Ich-Persönlichkeit als Ausgangsmaterial zur Schöpfung. Diese Energie beziehen wir in großen Mengen von der Sonne, einen Teil aus dem Unendlichen als Schwingungsstrahlung und ein Teil aus unserer Nahrung. Allgemein gesehen sieht er diese Energie als Geist in diffuser oder konzentrierter Form.

Was ist das ätherische Doppel? Daskalos beschreibt es folgendermaßen:

Jedes Molekül, jede Zelle des Körpers wird durch einen sogenannten Ätherleib aufrechterhalten. Es ist die Energie dieses feinstofflichen Körpers, die den 5 Sinnen die Kraft gibt zu funktionieren, so dass wir Eindrücke empfangen und festhalten können. Sie kontrolliert die autonomen Bewegungen, dazu gehört die Herztätigkeit, die Blutzirkulation, das Nervensystem, die Drüsenfunktion, Aktivitäten, die für das Leben von entscheidender Bedeutung sind. Mit entsprechenden Übungen können wir einen Teil des ätherischen Doppels von unserem materiellen Körper abziehen und über weite Entfernungen aussenden, so sind Fernheilungen zu erklären. Jedes Atom, jede Zelle des Körpers hat ein ätherisches Doppel (elektromagnetisches Plasma), sowie der ganze Körper.

Bei dem Blick auf die wissenschaftliche Erforschung des Geistes ergibt sich zur Zeit kein einheitliches Bild. Die Wissenschaften, die sich mit dem Phänomen Geist beschäftigen, verfolgen verschiedene Ziele und verwenden zum Teil sehr unterschiedliche Modelle und Methoden.

Die relevanten Wissenschaften reichen von der Psychiatrie, den Sozialwissenschaften, der Sozialpsychologie und der Psychologie bis hin zur Hirnforschung. Es beschäftigt sie die Frage: Gibt es Substanz ohne Geist oder Geist ohne Substanz? Die monistisch-ideologische Hirnforschung bestreitet das: kein Geist ohne Gehirn. Die Hirnforscher gewinnen immer genauere Erkenntnisse darüber, welche Hirnareale bei bestimmten geistigen Aktivitäten beteiligt und aktiviert sind. Doch wie "Geist produziert" wird, ist ihnen noch nicht gelungen auf physikalisch-chemischer Basis zu erklären. Sie geben die Erklärung, dass geistige Energie nur materielle Energie sein kann, weil zur Beeinflussung von Hirnprozessen Energie nötig ist. Diese Energie kann aber wegen der Erhaltungssätze (die Erhaltungssätze sind immaterielle geistige Prinzipien) nicht aus dem Nichts kommen. Nur materielle Prozesse können ihrer Meinung nach diese Energie liefern, da ihre Summe seit dem Urknall gleich ist und sie im Hirn nur umgeformt wird.

Nach der Geistphysik Matthaeis wirken geistige und physische Quanten/Kräfte/Energien, Ideen und Urstoff, Ewiger Geist und Urmasse. Die Quantenphysiker J. Eccles und F. Beck arbeiteten in ihrer detailliert aufgestellten Hypothese heraus, dass die "Potentialität" auf materielle Hirnprozesse energiefrei einwirken kann. Der Begriff "Potentialität" stammt aus der "Dualen Wechselwirkungstheorie", die auf Planck, Schröder und Heisenberg zurückgeht und von vielen anderen weiterentwickelt wurde. Sie geht von zwei Welten aus: der Aktualität und der Potentialität, die in einem dualen Wechselwirkungsverhältnis stehen. Die Potentialität erhält Infos aus der Aktualität und wirkt entsprechend beim Übergang in die Aktualität.

Schäfer bezeichnet die nicht messbaren atomaren Wirkkräfte als "geistig". "Geist ist ebenso wirklich wie die materielle Welt, aber unabhängig von ihr und fähig, auf sie einzuwirken". Ob nun der menschliche Geist, Bewusstsein und Verstand auch in diesem Sinne als geistig und nichtmateriell verstanden werden kann, wird erneut diskutiert. Eine Fortführung der "offenen Physik" hat Prof. J.H. Matthaei erarbeitet, mit deren Hilfe, die von Lothar Schäfer (Quantenphysiker) genannten Wechselwirkungen von Geist und Materie auch energetisch und quantenmechanisch verstanden und experimentell nachgewiesen werden. Aus der Perspektive der Quantenphysik schreibt Schäfer "Die Prozesse des Geistes sind den nichtlokalen physikalischen Phänomenen ähnlich: Eine unbewusste Wirklichkeit steht in direkter Wechselwirkung mit der bewussten Wirklichkeit." Die Prozesse des Geistes entstehen in der Nichtlokalität, d.h im zeit- und raumlosen Universum, gleichzeitig und überall. Sie bilden eine Ganzheit, sind formlos und nicht messbar. Erst in der Aktualität können sie als getrennte Dinge beobachtet werden. Über die genauen Gründe für den Übergang aus der Potentionalität in die Aktualität sind sich die Physiker noch uneins. Alle Gedanken, Ideen, Vorstellung sind geistige Prozesse, die in der Nichtlokalität entstehen. Es gibt weder einen Sender, noch einen Empfänger oder einen Energiefluss. Es liegt eine unmittelbar wirkende aktive Information frei von Energie vor. Diese aktive Information ist ein ganzheitliches Wissen. Schäfer äußert sich hierzu folgendermaßen: "Wenn der kosmische Bewusstseinsprozess wirklich außerhalb der Raumzeit abläuft und mit unserem eigenen Bewusstsein verbunden ist, dann könnte das bedeuten, dass auch unser eigenes Bewusstsein an Prozessen außerhalb der Raumzeit teilnehmen kann und von ihnen beeinflusst wird". Diese Erkenntnisse drücken die Mystiker in ihrer Sprache aus.

In religiösen mystischen Schriften und einigen philosophischen Traditionen wird der Begriff Geist meist in zwei verschiedenen Bedeutungen gebraucht. Zum einen als "menschlicher Geist", was in etwa der heutigen Verwendung von Bewusstsein oder Verstand entspricht und zusätzlich noch Seele umfasst. Zum anderen als göttlicher Geist oder absoluter Geist, der je nach Tradition auch personalisiert als Gott oder Gottheit angeredet wird. Die praktische Überwindung dieser Trennung ist für viele Mystiker dabei die wesentliche Aufgabe. Der Physiker Prof. Dr. Markolf H. Niemz bringt einen wunderbaren, logischen und anschaulichen Vergleich. Gott und Mensch verhalten sich wie Wasser und Welle. " Wasser ist nicht Welle und Welle ist nicht Wasser. Aber Wasser braucht Wellen, um sich zu bewegen, und Wellen brauchen Wasser, um zu existieren."

Auch die Quantenphysik beschäftigt sich mit den Begriffen Geist und Seele. Heiler aller Traditionen arbeiten seit jeher mit dem "Geist". Um die Heilwirkung von Heilern zu verstehen, ist es sicherlich von Vorteil, wenn Wissenschaftler mögliche Erklärungen hierzu vorstellen können. Die Heiler interessiert das sicherlich wenig, da sie **wissen**, was zu einer Heilung führen kann. Doch die Menschen, die Heilung benötigen, finden den Weg zu einem Heiler leichter, wenn ihr Verstand die Mechanismen begreift, die zu einer Heilung führen können.

Die Behandlung meines Körpers

Die erste Infusion mit Curcumin und der Hyperthermie auf die linke Brust vertrug ich gut. Ich stellte keine Veränderung an mir fest. Meine Internet- Recherche ergab, dass Curcumin die physikalischen Eigenschaften der Zellmembran beeinflusst, indem es sich in die Doppellipidschichten der Zellmembran hineinschiebt. Es schädigt die Krebszellen, indem es die Zellmembran durchlässiger macht. Weiter bremsen Curcumin-Moleküle den NF-kappB. Dies ist ein Stoff, der Signale von außerhalb der Zelle zum Zellkern übermittelt. Dieser Faktor ist besonders bei Entzündungsreaktionen aktiviert. Wenn es gelingt, den NF-kappB Faktor zu bremsen, beeinflusst man die Wachstumsgeschwindigkeit der Krebszellen erheblich. Curcumin senkt auch den Histamin-Spiegel, der bei Entzündungen hoch ist. Gesunde Zellen werden nicht geschädigt. Außerdem schützt Curcumin die Leber und regt Leberzellen zur verstärkten Ausschüttung von Curcuminsäuren an.

Am nächsten Tag erhielt ich die zweite lokale Hyperthermie mit einer Erhitzung auf 41°C, aber keine Infusion. Den darauffolgenden Tag schmerzte meine linke Brust an einer Stelle und die Haut war stark gerötet. Ich trug auf die Rötung dreimal täglich eine Wund-und Heilsalbe mit drei Tropfen einer Essenz auf, auf die die beanspruchte Brust gut reagierte. Nach drei Tagen war die Haut nur noch leicht rosa gefärbt und die Schmerzen ließen nach. Da bis zur nächsten Behandlung vier freie Tage lagen, genoss ich das schöne Frühlingswetter und machte mit Freunden ausgedehnte Spaziergänge durch den herrlichen Wald in meiner Umgebung. Hier konnte ich die Kraft der Natur in mich aufsaugen. Ich hoffe inständig, dass ich diese Spaziergänge noch viele Jahre machen werde. Meine beste Freundin aus H. besuchte mich und wir hatten genug Zeit, uns ausführlich auszutauschen. Da sie selbst sehr gesundheitsbewusst leben muss und sich aus diesem Grund auch für viele Themen interessiert, die mich beschäftigen, brachte sie mir ein Buch mit, das sich mit japanischem Heilströmen befasst. Sie hatte einige dieser in dem Buch beschriebenen Übungen selber über einer längeren Zeitraum angewandt und gute Ergebnisse in Bezug auf ihre gesundheitlichen Beschwerden damit erzielt. Es werden in dem Buch auch Übungen zum Brustkrebs beschrieben, die ich in meiner eigenen Heilarbeit für mich einbezog.

Bei der nächsten Behandlung zeigte ich Dr. X. die gerötete Stelle an der Brust und er bestätigte meinen Verdacht, dass diese Rötung durch die Hyperthermie entstanden sei. Er wollte die Temperatur etwas niedriger halten, auf 40,4°C. Das Curcumin schien ich gut zu vertragen, so dass er bei dem darauffolgenden Termin das Vitamin B17 mit 3g dazugab. Was war mit der Hypnose? Einen Termin hatte er mir leider noch immer nicht anzubieten. Geduld war angesagt, etwas, das mir zu dieser Zeit schwer fiel. Nach dieser Behandlung stellte ich am nächsten Tag eine starke Müdigkeit fest, die mich veranlasste, doch eine Ruhepause einzulegen.

Da mein Arzt mich auf die Gefahr von toten Zähnen im Mund hinwies, ließ ich mir einen Termin bei meinem

Zahnarzt geben. Auch er hielt es in meinem Fall für besser, zur gegebenen Zeit diese Zähne ziehen zu lassen, da diese Zähne potentielle Bakterienausschütter sind. Allerdings sollte die Entfernung nicht im nahen Zeitraum vorgenommen werden, da der Körper im Augenblick genug damit zu tun hatte, das Krebsgeschehen in Schach zu halten.

Juan war weiterhin mit der Entwicklung ganz zufrieden und zog die Möglichkeit in Betracht, dass das maligne Geschwulst nekrotisch werden könnte (abstirbt). Hatte Heilung nun begonnen?

Was bedeutet Heilung?

Laut Wikipedia bezeichnet der Begriff Heilung den Prozess der Herstellung oder Wiederholung der körperlichen und seelischen Integrität aus einem Leiden oder einer Krankheit. Dies ist eine allgemeine Begriffsbezeichnung, die je nach Sachgebiet unterschiedlich definiert wird. In der Medizin z.B. wird Heilung als Wiederherstellung der Gesundheit unter Erreichen des Ausgangszustandes gesehen. Der Heilungsbegriff in der Psychotherapie wird mit der Wiederherstellung der psychischen Gesundheit gleichgesetzt. Spirituelle Traditionen setzen ihren Fokus auf den Begriff der Seele. In der christlichen Religion ist Heilung eng mit dem Glauben verbunden. Aus buddhistischer Sicht zitiert Sogyal Rinpoche Kalu Rinpoche "Kurz gesagt, aus dem Geist, der die fünf Eigenschaften verkörpert, entwickelt sich der physische Körper. Der physische Körper selbst ist mit diesen Eigenschaften ausgestattet, und aufgrund dieses Geist-Körper-Zusammenhangs nehmen wir die äußere Welt wahr, die ihrerseits aus den fünf elementaren Qualitäten von Erde, Wasser, Feuer, Wind und Raum zusammengesetzt ist." Die tantrisch-buddhistische Tradition spricht von einem psychophysischen System, das aus einem Netzwerk feinstofflicher Kanäle, aus "Winden" besteht. Von den tantrischen Meistern wird der menschliche Körper mit einer Stadt verglichen: die Kanäle sind die Straßen, Prana ein Pferd und der menschliche Geist ist der

Reiter. Es gibt drei wichtige Kanäle, der Zentralkanal und zwei Kanäle, die rechts und links zu seinen Seiten verlaufen. Entlang des Zentralkanals liegen einige Kanal-Räder, die Chakras. Durch diese Kanäle fließen die Winde. Es gibt fünf Haupt- und fünf Nebenwinde. Jede der fünf Hauptwinde ist mit einem der Elemente verbunden und für eine bestimmte Funktion im Körper verantwortlich. Ist eine der Winde nicht im Gleichgewicht, kann der Mensch erkranken. Heil werden beinhaltet Ganzwerdung, wieder im Gleichgewicht sein, in seiner Mitte sein. Wir leben auf dem Planeten Erde, um die Dualität in allem was ist, zu erfahren. Der Planet Erde existiert u.a. dadurch, dass polare Kräfte herrschen. So wie der Südpol den Nordpol bedingt, so bewegen wir uns zwischen Krankheit und Gesundheit. Der Zustand des Menschen ist nie konstant, stabil, er ist immer Schwankungen unterworfen, da wir uns zwischen den Polaritäten bewegen. Mal neigen wir mehr zur Krankheit, mal zur Gesundheit. Unser Bestreben ist es, Yin und Yang im Gleichgewicht zu halten. Auch die Heilung selbst ist kein fester Wert, sie ist ein Prozess. Pflanzen, Tiere und Menschen können zur Heilung dienen. Vieles, was auf unserem Planeten in natürlicher Form vorkommt, kann zu einer Heilung beitragen, wie Steine, Mineralien, Metalle, die elementaren Kräfte wie Erde, Luft, Wasser, und Feuer. Den Menschen ist es durch ihr Bewusstsein gegeben, die heilsame Wirkung der Natur zu erkennen und zu nutzen. Dass Heilung nicht durch die Materie selbst, sondern durch die darin enthaltenen Informationen ausgelöst wird, wissen wir heute. Die Quelle, die den Prozess in Gang setzt und der Materie zugrunde liegt, ist die schöpferische Kraft, die universelle Liebe. Medizinisch betrachtet, wird "Liebe" durch chemische Prozesse im Gehirn, also biochemisch, materialistisch erklärt. Mit dieser Liebe, die heilt, ist nicht die Ichbezogene Liebe gemeint, sondern die selbstlose Liebe, die nichts fordert, die **ist**. Der Physiker Markolf H. Niemz drückt es zusammengefasst, folgendermaßen aus: "Selbstlos zu lieben bedeutet, dass ich mich in dieser Liebe selbst verliere. Die selbstlose Liebe ist niemals an eine Bedingung geknüpft. Sie ist unabhängig vom Ich und demnach aus jeder Perspektive gleich, also absolut. " A. Mindell (Magister der Physik und Dr. der Psychologie) spricht in seinem Buch "Quantengeist und Heilung" von der einfarbigen Medizin, zu der z.B. die Schulmedizin zählt. Wenn man "Liebe" unter dem Gesichtspunkt der Quantenphysik betrachtet, erfährt man Gefühle als Welle in einem unsichtbaren Raum. Heilung vollzieht sich unter Berücksichtigung der Erkenntnisse aus der Quantenphysik auf verschiedenen Ebenen des Bewusstseins;nach Mindell der Ebene der Konsensusrealität, des Traumlandes und der Essenz. Gesundheit und Krankheit sieht er als der Konsensusrealität zugehörige Ereignisse in Zeit und Raum, die nichtlokale Wahrnehmungsarbeit erfordern. Auf der Ebene der Konsensusrealität werden die Krankheiten schulmedizinisch behandelt, d.h. durch Materie. Wie Mindell habe ich die Erfahrung gemacht, dass darüber hinaus die Ebene des Traumlandes und der Essenz (die Ebene aus der die Träume hervorgehen) eine wichtige Bedeutung haben. Die Liebe, die durch die Materie wirkt, ist der Ebene der Essenz zuzuordnen.

Wo und wie findet Heilung statt?

In der "einfarbigen Medizin" wird die Krankheit von den Medizinern symptomatisch behandelt und versucht, durch entsprechende Medikamente, die möglichst gezielt dieses Symptom bekämpfen, eine Verbesserung oder vollständige Heilung zu erzielen. Es wird Materie durch Materie geheilt. Da die Medizin oft nicht nur ausschließlich auf dieses Symptom wirkt, sondern in die Stoffwechselvorgänge oder Hormonproduktion des Körpers eingreift, um nur ein Beispiel zu nennen, kommt es vielfach zu den unerwünschten Nebenwirkungen, die der Körper neben dem Heilungsvorgang der erkrankten Lokalität verarbeiten muss. Bei der Ursachenforschung wird nach kausalen Zusammenhängen gesucht. Auf die Frage des Arztes: Was fehlt Ihnen? zählen die meisten Menschen auf, was sie alles für Schmerzen oder Probleme haben, aber nicht was ihnen fehlt. Der "Regenbogenmedizin" liegt ein umfassenderes Bild des Menschen zugrunde. Sie betrachtet den Menschen als ganzes Wesen und bezieht bei der Behandlung und Ursachenergründung auch die seelische und geistige Ebene mit ein.

„Die klassische Medizin hat viel von der Newtonschen Physik profitiert, die die linearen und lokalen Ursachen hinter Ereignissen zu verstehen sucht, d.h. jene Ursachen, die unseren Sinnen zugänglich sind. "Die Regenbogenmedizin geht darüber hinaus und bezieht z.B. Homöopathie, anthroposophische Medizin, osteopathische und chiropraktische Traditionen, Meditation, Schamanismus, chinesische und ayuvedische Medizin, Psychotherapie und manuelle Therapieformen bei ihrem Behandlungskonzept mit ein, d.h. alle Bewusstseinsebenen werden angesprochen. Auch die Ärzte Dr. med. G. Irmey/Dr. Phil. Anna-Luise Jordan schreiben im Vorwort zu ihrem Buch:"Langsam setzt sich bei Ärzten und Patienten eine wesentliche Erkenntnis durch: die örtliche Therapie des Krebsgeschehens reicht nicht aus; die Behandlung des ganzen Menschen als körperliche, seelische und geistige Einheit muss der Weg zur Lösung des Krebsproblems sein."

Meiner Auffassung nach beginnt Heilung schon mit dem **Gedanken** "heil zu sein". Heilung hat seinen Ursprung außerhalb von Raum und Zeit, in einer anderen Dimension, genauso wie der Ursprung einer Krankheit mit einem Hyperraum verbunden ist. Die Quantenphysik gibt uns eine mögliche Erklärung. In einer Hyperraumansicht seiner selbst ist man weder tot noch lebendig, gesund oder krank, sondern ein andauernder Prozess, der sich zwischen allen diesen und noch weiteren Zuständen und durch sie hindurch bewegt.

Nach A. Mindell sind Träume z.B. eine Art Hyperraum. In einigen Therapieformen werden Hyperräume mit einbezogen, um Körpersymptome zu lindern. Wie der Physiker Lapierre und die Heilerin Dubro in ihrem Buch erklären, erzeugt der Gedanke Pilotwellen, die sich mit dem immensen Energiepotenzial, das im kosmischen

74

Meer gespeichert ist, verbinden. Aus den dort gespeicherten Potentialen entstehen von Gedanken modulierte Muster, die in einer Art Rückkoppelung zwischen Körper und Geist wirken. "Im Rahmen des universellen Gesetzes wird das, woran wir mit aller Konzentration denken, mit fester Entschlossenheit, in unserem Leben Gestalt annehmen. Diese Absicht muss mit unserem Herzen verbunden sein und ist am mächtigsten, wenn sie mit dem höheren Selbst in Einklang steht. "Das bedeutet für mich, dass ich selbst aktiv an meiner Heilung mitwirken kann, indem ich mit unterschiedlichen Methoden meine Selbstheilungskräfte aktiviere. Dies kann ich durch z.B. durch Akupunktur tun, eine Methode, die das Meridiansystem beeinflusst oder durch Arbeit an dem Energiesystem, wie ich es praktiziere.

Die Behandlung meiner Psyche und meines Wohlbefindens

Mein nächster Schritt war der Weg zu Dr. A. Er ist Allgemeinmediziner und bietet Hypnosesitzungen an. Bevor er mit einer Sitzung beginnt, möchte er den Patienten erst einmal kennen lernen. Ich schilderte ihm meine Krankheit und meinen momentanen Zustand. Er hörte mir aufmerksam zu und ich merkte recht schnell, dass er mich verstand und ich Vertrauen zu ihm haben konnte. „Ja, die Hypnose ist in Ihrem Fall eine gute Möglichkeit, unbewusste Blockaden zu lösen und damit einen schnelleren Heilungsprozess zu bewirken," bestätigte er. Hypnose führt zu einer Lenkung der Aufmerksamkeit von außen nach innen, zu einer Konzentration auf innere Bilder und Wahrnehmungen. Seit 2003 ist Hypnosetherapie in Deutschland offiziell als wissenschaftlich fundierte psychotherapeutische Methode anerkannt. Die medizinische Hypnose arbeitet lösungs- und ressourcenorientiert. Moderne wissenschaftliche Untersuchungen aus der Hirnforschung zeigen, dass sich unser Gehirn während hypnotischer Trance in einem Bewusstseinszustand befindet, der den Zugang zu Gefühlen und Erfahrungen aus der Vergangenheit erleichtert. Ohne dass wir selbst etwas bewusst tun müssen, kann in Hypnose unser Unterbewusstsein selbständig Verhaltensmuster neu organisieren.

Meine Spaziergänge in der Natur wurden von Mal zu Mal intensiver. Ich genoss das heilende Grün der Bäume und das murmelnde Geräusch des kleinen Bächleins, das einen Teil des Weges begleitet. Viel deutlicher nahm ich die Geräusche um mich herum auf und bemerkte die Veränderungen, die sich je nach Wetterlage ergaben. Manchmal fühlte ich wie ich mit der Natur eins wurde, z. B. wenn ich die Hände an einen Baumstamm legte, die Augen schloss und mich tief mit dem Himmel und der Erde verband. Ich konnte dann die vertikale Strömung in dem Stamm wahrnehmen, und wenn ich die Augen öffnete, war es mir manchmal möglich, diese Lichtströmung auch in dem angrenzenden Bereich zu sehen. Einmal sah ich eine Kastanie in ihrem grünen Blätterkleid, aus dem ein paar alte Äste zwischen dem Blätterwerk herauslugten. Ich hatte plötzlich das Gefühl, einer von den Ästen zu sein. Bei einem starken Sturm bestand die Gefahr, dass ein oder mehrere Äste abbrechen könnten oder auch nicht. Wir wissen nicht, ob ein Ast abbricht oder welcher abgerissen wird. Der Baum hat darauf keinen Einfluss. Der Sturm entscheidet, welchen Ast er zu Boden bringt. Der Baum kann nur wachsen und seinen Dienst tun. Durch diese intensive Verbundenheit spürte ich wie sich mein Herz weiter öffnete und eine Liebe durch mich strömte, die eine unbändige Freude zuließ. Wer so etwas schon einmal erlebt hat, weiß wovon ich spreche. Ich kann nur jedem Menschen wünschen, dass er mindestens einmal im Leben diese Verbundenheit spürt, denn es wird ihn verändern. Wie lange diese Veränderung anhält und wie wir damit umgehen, liegt in unserer Hand. Wir können die Erweiterung unseres Bewusstseins annehmen oder uns auch wieder verschließen.

Operation? Welche und wo?

Jede Woche tastete ich den Knoten in meiner Brust ab, in der Hoffnung, dass ich eine deutliche Verkleinerung spürte. Nein, nichts veränderte sich oder doch? Wuchs dieses Gebilde etwa weiter? Fühlte es sich bei mir wohl und wurde gut genährt? Ich benötigte Gewissheit durch das MRT. Der Röntgenarzt erklärte mir, dass der Tumor einen Durchmesser von ca. 4 cm hätte und durch die Abkapselung gut operabel sei. Ich atmete auf, ich hielt mich an den Worten" Abkapselung" und "operabel" fest. Meine Gynäkologin, die über die Entwicklung nicht erfreut war, riet mir so schnell wie möglich einen Operationstermin auszumachen. Damit war ich auch einverstanden, denn für mein eigenes Behandlungsprogramm erhielt ich keine weiteren Informationen aus der geistigen Welt.

Dr. A., mein Arzt für Allgemeinmedizin schlug mir vor, schon vor der Operation mit der Misteltherapie zu beginnen. Da er grundsätzlich erst einmal allen alternativen und komplementären Behandlungsmöglichkeiten gegenüber aufgeschlossen ist, ließ er mich austesten, welches von den Mistelpräparaten für mich in Frage käme. Die Schulmedizin hat keinen anerkannten Beleg dafür gefunden, dass Extrakte aus der Mistelpflanze gegen Krebs oder andere Erkrankungen helfen. Fachleute sprechen von mangelnder Evidenz für die Wirkung der Therapie, also dem Fehlen aussagekräftiger und nachvollziehbarer Belege und Beweise. Es gibt Hinweise darauf, dass sich Patienten mit der Misteltherapie allgemein besser fühlen und ihre Lebensqualität stärkt. Die Forschung interessiert sich für die Lektine wegen ihrer immunologischen Wirkung und für die Viscotoxine, die als Gift wirken. Deshalb bezahlen die gesetzlichen Krankenkassen das Präparat nur, wenn es sich um einen malignen Tumor handelt und der Patient austherapiert ist. Der Arzt war sehr zufrieden mit meiner Wahl durch das Austesten, verschrieb mir das Präparat und unterwies mich in der Handhabung.

Eine Operation war unumgänglich. Meine Gedanken kreisten zurück zu den Beratungsgesprächen in den Krankenhäusern. Die Ärzte schlugen mir dort einen konventionellen chirurgischen Eingriff mit intraoperativer Bestrahlung vor. Also für den Körper eine doppelte Belastung. Er musste die Narkosemittel verarbeiten, den Stress der Operation bewältigen, die radioaktive Bestrahlung verkraften und das alles in einem schon supprimierten (geschwächten) Zustand. Hinzu kam die Gefahr einer operativen Streuung.

Mein Hausarzt, der über eine seiner Patientinnen von einer Klinik in Österreich Kenntnis hatte, gab mir die Adresse dieser Privatklinik und nach Rücksprache mit einer Patientin, die sich dort einer OP unterzogen hatte, deren Telefonnummer. In diesem Krankenhaus wird mit einem Verfahren operiert, das in Deutschland bei Brusttumoren nicht angewandt wird, dem sog. Kryoverfahren. Die Kryochirurgie bezeichnet man auch als eine Gefrier- oder Kältechirurgie. Man durchtrennt das Gewebe operativ und zerstört das pathologische Gewebe gezielt durch induzierte Kältenekrose bis -196°C. Krebszellen und Tumormasse werden blitzartig tief abgekühlt und zerstört. Damit wird das Ziel verfolgt, die Ausschüttung und Ausbreitung der Krebszellen in das gesunde Gewebe sowie in die Blut- und Lymphbahnen zu verhindern. Dadurch wird das Risiko eines Lokalrezidivs und einer Fernmetastasierung minimiert. Die Kryotechnik ist ein minimalinvasives chirurgisches Verfahren, das eine schonende Behandlung erlaubt sowie kurze Operationszeiten. Der chirurgische Eingriff erfolgt mit einer Kryosonde, die über ein Funktionsterminal gesteuert und überwacht wird. Kontrainduktionen sind meines Wissens nicht bekannt.

Das Gespräch mit der Patientin wollte ich natürlich nutzen. Ich rief sie an. Sie klang am Telefon immer noch begeistert, was den Professor, das Krankenhaus und die OP betraf, obwohl der Eingriff schon einige Jahre zurück lag. „Ja, nehmen Sie die Chance unbedingt war", riet sie mir, „selbst wenn die Krankenkasse Sie im Stich lässt. Mir geht es hervorragend."

Nach mehrmaligem Überprüfen, ob und wo ich die OP tatsächlich durchführen lassen sollte, war die Entscheidung eindeutig. Es kam nur die OP in W. in Frage. Leider musste ich diese wichtige und schicksalsbestimmende Reise allein antreten, da alle Begleiter, die ich mir an meiner Seite gewünscht hätte, entweder beruflich unabkömmlich waren oder die finanziellen Mittel für Reise und Unterkunft nicht aufbringen konnten. So buchte ich schnell meine Flüge und organisierte den Transfer zum Flughafen. Der Taxifahrer, ein echter Wiener Türke, machte eine kleine Sightseeingtour und erklärte mir auf der Fahrt die Sehenswürdigkeiten, die in der Nähe der Fahrstrecke lagen, so dass ich einen kleinen Einblick von der Stadt erhalten konnte und ein wenig abgelenkt wurde, denn meine Gedanken kreisten natürlich um die bevorstehende Operation. Pünktlich, wie vereinbart, traf ich mittags im Krankenhaus ein. Nach anfänglichen Schwierigkeiten mit dem Geldtransfer (man muss sofort den gesamten Betrag des Aufenthaltes zahlen), begleitete mich der Sekretär des Professors auf mein Zimmer. Nachmittags machte ich dann seine persönliche Bekanntschaft, da er mich als seine Patientin kennen lernen wollte. Bei unserem Gespräch konnten wir uns allerdings, was das Entfernen der Lymphknoten betraf, nicht einigen. Ich wollte alle Lymphknoten, auch die Wächterlymphknoten behalten, was er nicht verantworten konnte. Er ließ mir zwei Stunden Zeit, mich mit seiner Argumentation anzufreunden und holte sich dann mein Einverständnis zur Entnahme ab. Ich stimmte zu, weil ich seine schwierige Situation verstehen konnte und ich wollte keinen Operateur, der gegen seine Überzeugung arbeiten muss. Auch seine ruhige Art der Gesprächsführung und sein freundlicher und respektvoller Umgang mit Patienten haben mich beeindruckt und einwilligen lassen. Abends besuchte mich der Anästhesist, der mir jede Frage freundlich und ausführlich beantwortete und mein Vertrauen in die OP stärkte. Die OP war am nächsten Morgen um 7 Uhr angesetzt und um 10 Uhr lag ich bereits wieder wach und ausgeschlafen in meinem Bett auf der Station. Der Eingriff war komplikationslos verlaufen und die Narkose zeigte keine negativen Begleiterscheinungen. Meine Zimmergenossin beglückwünschte mich. Sie selbst hatte noch einen längeren Weg vor sich. In diesem Krankenhaus konnte man sich einfach nur wohlfühlen. Auch meine Bettnachbarinnen waren übereinstimmend der gleichen Meinung. Die freundliche und immer ansprechbaren Krankenschwestern, das Personal der Küche, die Betreuung durch den Arzt, alle trugen zu einer gesundheitsfördernden Atmosphäre bei. Nach zwei Tagen konnte ich ins Hotel entlassen werden, mit dem Hinweis am nächsten Tag einen kleinen Spaziergang zu unternehmen. Dem Hotel war ein Restaurant und ein Café angeschlossen, so dass ich gut versorgt war. Am vierten Tag sollte ich zu einem Verbandswechsel und zu dem Endgespräch noch einmal das Krankenhaus aufsuchen, bevor ich dann nach Hause fliegen konnte. Bei diesem Gespräch erklärte mir der Professor u.a. anhand der während der OP gemachten Aufnahmen, den Operationsverlauf und übergab mir die digitalen Bilder. Seiner Meinung nach hatte ich mich richtig für die OP zu diesem Zeitpunkt entschieden, da der Tumor leider nicht abgestorben war, wie ich und auch Juan, der Schamane, erhofft hatten sondern gewachsen wäre, was die Operation risikoreicher gemacht hätte. Wie gut tat es, nach der OP die mitfühlenden und vertrauten Stimmen meiner Söhne und Freunde am Telefon zu hören. Sie waren gedanklich während des Eingriffs bei mir und haben mich auf diese Art und Weise unterstützt. Ich freute mich, ihnen die guten Nachrichten überbringen zu können.

Was mich wirklich erstaunte, war der geringe Energieabfall und die vollkommene Schmerzfreiheit, die auch zu Hause anhielt. Unglücklicherweise erfuhr ich zu spät von der Tumorimpfung, die in meinem Krankheitsfall einsetzbar gewesen wäre. Diese Impfung wird mit körpereigenen Zellen durchgeführt, die dem frisch operierten Tumor entnommen und unmittelbar anschließend aufbereitet werden muss. Die Aufbereitung garantiert, dass die Zellen inaktiviert werden und keinen neuen Tumor auslösen können. Der Impfstoff wird also individuell aus den eigenen Tumorzellen hergestellt. Die Impfung ist im Anschluss an eine Operation sinnvoll und die Behandlung dauert zwischen einem halben Jahr und zwei Jahren.

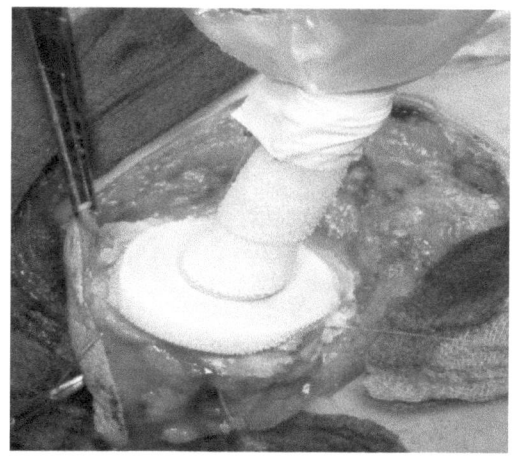

Einsatz der Kryosonde

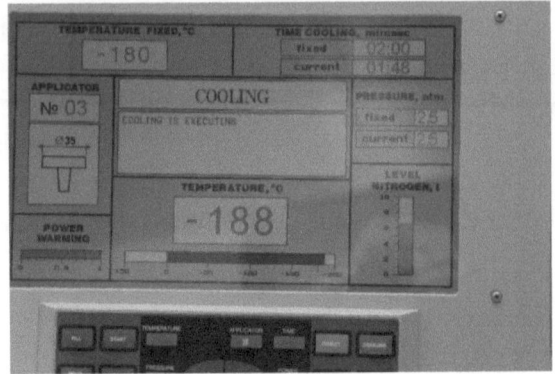

Kühlung auf -180°

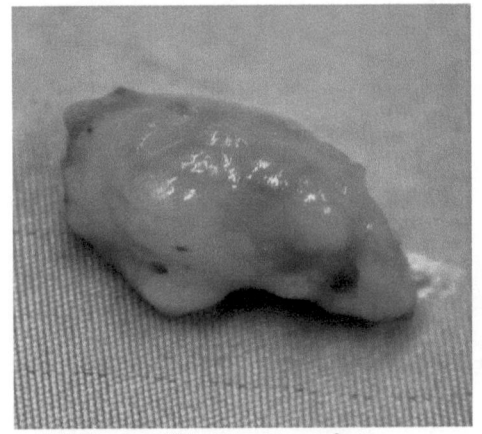

Malignes Tumorgewebe

Die postoperative Betreuung

Der Tumor war nun beseitigt, wie sollte die Nachbehandlung aussehen? Nach einer Woche absoluter Ruhepause holte ich mir Gesprächstermine bei meiner Gynäkologin, meinem alternativen Onkologen, meinem Allgemeinmediziner und bei meiner chinesischen Ärztin. Meine Frauenärztin, die ich als Schulmedizinerin mit Offenheit und Verständnis für die Komplementärmedizin sehr schätze, erläuterte mir den schulmedizinischen Standardweg. Zuerst sollte ich das Mittel Tamoxifen einnehmen, begleitet von der Strahlentherapie mit einigen Sitzungen und dann die Hormontherapie anschließen. Das Prinzip der Antihormontherapie ist folgendes: Sie soll gezielt den hormonell bedingten Wachstumsreiz ausschalten und das Wachstum des Tumors und möglicher Metastasen verhindern oder verlangsamen. Da sie mich ganz gut kennt, ahnte sie meine Abneigung gegen die Strahlentherapie und das Medikament Tamoxifen. Ich war froh, dass sie sich darauf einließ, den Endbericht des Krankenhauses mit den Therapievorschlägen abzuwarten.

Mein Hausarzt, der alternative Onkologe, war ebenfalls meiner Meinung, dass ich keine Chemotherapie und Bestrahlung brauchte und bot mir die DCA Therapie an, Infusionen mit Eisen und das Fieberbett. Außerdem wollte er den Immunstatus überprüfen, um festzustellen, welche Mineralstoffe, Spurenelemente und Vitamine mir fehlten. Der Allgemeinmediziner mit biologischer Krebstherapie überprüfte die Mistelpräparate, die ich unbedingt weiter spritzen sollte und unterstützte mich in meiner Sichtweise. Die chinesische Ärztin stärkte mit Akupunktur mein Immunsystem.

Wissenschaftler gehen heute nicht davon aus, dass man bei Krebs von einem Versagen des Immunsystems sprechen könnte.

So gestärkt, wollte ich mich nun mit der meiner Meinung nach ungerechtfertigten Ablehnung der Kostenübernahme der Operation seitens der Krankenkasse, befassen. Nach einiger Recherche entschied ich mich, die Angelegenheit einem Juristen für Medizinrecht in Köln zu übergeben. Das Erstgespräch verlief sehr zufriedenstellend. Auch er war der Meinung, dass die Argumentation der Krankenkasse in dieser Form nicht wirksam sei. Ich mailte dem Rechtsanwalt alle relevanten Unterlagen und hoffte auf Erfolg.

Nach ein paar Wochen traf dann auch der Endbericht des Krankenhauses ein. Ich öffnete voller Erwartung den Umschlag und glaubte, nicht richtig zu lesen. Als medizinische Weiterbehandlung wurde in Absprache mit der Onkologie eine Chemotherapie, Bestrahlung und eine Antihormontherapie vorgeschlagen. Nun verstand ich: die Aussage des Professors war seine private Meinung gewesen, doch die allgemein empfohlene "beste" Methode ist immer noch das anerkannte schulmedizinische Standardverfahren. Diese Empfehlung würde die Vorgehensweise meiner Frauenärztin unterstützen. Bevor ich sie wieder aufsuchte, wollte ich selber erst einmal herausfinden, welches Antihormonmittel einigermaßen verträglich für mich wäre. Motiviert setzte ich mich an den Computer und suchte alle Wirkstoffe, die bei einer Antihormontherapie eingesetzt werden, las alle Erläuterungen zu der Wirkung und den Nebenwirkungen und testete die angegebenen Mittel für mich aus. Ein Aromatasehemmer blieb schließlich übrig, den ich noch am besten vertragen würde. Aber wie konnte ich nun meine Ärztin dazu bewegen, mir dieses Mittel zu verschreiben und nicht ihr vorgeschlagenes Tamoxifen. Ich spielte für mich verschiedene Gespräche durch und überlegte mir, was ich bei einer strikten Verweigerung tun würde. Bevor ich einen Termin bei ihr erbat, begab ich mich in tiefe Meditation, um noch einmal eine klare Sicht für meinen Weg zu erhalten. Als ich dann in der Sprechstunde vor ihr saß, ergab sich das Gespräch wie von selbst. Sie kannte dieses Präparat Aromasin, hatte es schon verschiedenen Patientinnen verschrieben und fragte mich, wer mir dieses Medikament empfohlen hätte. Als ich ehrlicherweise meine Vorgehensweise des Testverfahrens erläuterte, schaute sie etwas ungläubig, war aber offen genug, es zu akzeptieren und mir ein Rezept hierfür auszustellen. Aromatasehemmer blockieren das Wachstum hormonempfindlicher Brusttumore, indem sie eine Substanz beeinflussen, die zur Bildung von Östrogenen benötigt wird. Sie bewirken eine Reduzierung des Östrogenspiegels. Ich sollte meine Erfahrungen damit sammeln und einer Osteoporose vorbeugend die Knochendichte überprüfen lassen. Zusätzlich gab sie mir Vitamin D und Selenpräparate zum Einnehmen sowie einige Lektüre über die Misteltherapie und Selen, Ernährung bei Krebs und ein Heft über die Rechte des Patienten in der Komplementärmedizin mit. Die Kontrolltermine sollte ich einhalten und sie über meinen weiteren Weg informieren. Erleichtert verließ ich die Praxis in der Hoffnung, dieses Antihormon auch wirklich gut zu vertragen. Die Strahlentherapie gehörte nicht zu meinem Programm.

Bevor ich das Mittel Aromasin einnahm, entschied ich mich, den Heiler Y. In F. aufzusuchen, um mein Energiesystem zu stärken. Ich erhielt meinen erwünschten Termin und spürte bei der Behandlung in meinem Körper die Schwachstellen, die wieder mit Energie versehen wurden. Drei Tage später begann ich mit der Hormontherapie und tatsächlich konnte ich erst einmal keine Einschränkungen oder Unannehmlichkeiten durch die Tabletteneinnahme wahrnehmen. Die von mir weiter durchgeführte Misteltherapie zeigte anhand der sichtbaren Reaktionen nun auch ihre vorgesehene Wirkung.

Die Ergebnisse des Labors zur Feststellung des Immunstatus lagen jetzt vor. Die Untersuchung des Blutes zeigte, dass keine hohe Stressbelastung ersichtlich war, doch blieb noch unklar, ob eine höhere Anzahl von Parasiten oder Viren meinen Körper belastete. Um dies abzuklären, wurde mir noch einmal Blut abgenommen und untersucht. Das Ergebnis ergab, dass kein erhöhter Parasitenbefall vorlag. So entschied sich Dr. X für die Ozontherapie. Dies ist eine Eigenblutbehandlung, bei der das aus einer Vene entnommene Blut mit einem Gemisch aus Sauerstoff in eine Vene geleitet wird. Das Ozon setzt, wenn es mit Blut gemischt wird, eine Reihe biochemischer Prozesse in Gang, wobei die Lebensbedingungen für Krebszellen erheblich verschlechtert werden. Krebszellen sind empfindlich gegen Sauerstoff und werden durch diesen an der Zellteilung gehindert. Die Therapie regt außerdem eine vermehrte Bildung von Enzymen an, verbessert die Durchblutung und die Entgiftungsfunktion der Leber. Zweimal wöchentlich über einen Zeitraum von 6 Wochen wurde diese Eigenblutbehandlung durchgeführt.

Und weitere unverhoffte Hilfe kam auf mich zu. Ein tibetischer Arzt war bei einer Dame ganz in der Nähe meines Wohnhauses für einige Tage zu Gast und behandelte Patienten. Ich hatte Glück und erhielt einen Termin. Dr. P hörte sich meine Krankheitsgeschichte an, untersuchte meinen mitgebrachten Morgenurin, meine Körperfunktionen und überprüfte meinen Puls an beiden Handgelenken und Armen. Nachdem er sich einen vollständigen Überblick verschafft hatte, beruhigte er mich, was das Krebsgeschehen in meinem Körper anging. Mein gesundheitliches Befinden sei nicht schwach, aber auch nicht stark. Bei entsprechender Medikation und Einhalten einer bestimmten Diät, sowie die Fortführung meiner eigenen Behandlung über einen Zeitraum von zwei Jahren, könnte ich mit einer völligen Genesung rechnen. So nannte er mir eine Liste von Nahrungsmitteln, die ich meiden sollte, keine Rohkost und keinen Kohl essen und nach jeder Hauptmahlzeit eine Tasse abgekochtes heißes Wasser trinken. „Achten Sie auf warme Kleidung und schützen Sie Ihren Kopf vor Kälte und Wind," riet er mir eindringlich. Wichtig für ihn schien es, den Darm zu sanieren und zu kräftigen. Die Kräuter zur Unterstützung schickte er aus Indien mit genauer Einnahmebeschreibung. Außerdem wollte er mit mir per E-Mail in Kontakt bleiben. Hier fühlte ich mich gut aufgehoben. Unsere Sichtweisen und unser Denken stimmten absolut überein.

Gedanken, Nachdenkliches

Diese Erkrankung hat in mir eine tiefe Transformation bewirkt. Ich bin in Tiefen vorgestoßen, die meine existenzielle Form in Frage gestellt hat. Wenn ich nun meine Spaziergänge durch den Wald mache, spüre ich eine ausgedehnte Weite, nicht nur im Außen, sondern auch im Inneren. Der Gesang der Vögel erreicht nicht nur wie früher mein Ohr, sondern dringt tief in mein Herz. Ich fühle die intensive Verbundenheit mit der Natur. Ich atme bewusst die klare Luft und spüre so deutlich, dass der Atem und der Sauerstoff eine der Grundlagen für mein Leben sind. Gleichzeitig spüre ich die unausweichliche Vergänglichkeit. Nur im **Jetzt** bin ich zeitlos und ewig. Vieles was ich in dieser intensiven Zeit erlebt habe, kann ich gar nicht in Worte fassen. Es ist kaum zu glauben, doch ich bin, was diese Krankheit anbelangt, total angstfrei. Ich weiß, dass ich die richtigen Helfer im Außen um mich habe und mein innerer Heiler gibt mir weitere Anweisungen. Jeden Tag lade ich mich energetisch auf und behandele die Narben. Was passiert da in mir? Die Tabletten und die Therapien sind sicher nicht allein in der Lage, mir meine Gesundheit wiederzugeben. "Es gibt keine Heilmittel und auch keine Heilkräfte, die man in den Körper hineinschütten könnte. Heilen kann nur einer: Es ist der unfassbar kundige und unbegrenzt tüchtige Heilmeister in uns. Er ist imstande, alles zu kurieren. Wenn ein Mensch krank wird, dann nur, weil der innere Heilmeister durch ein falsches Leben geschwächt und behindert wurde. Wenn ich heilen will, kann ich nichts anderes tun, als ihm zu Kräften zu verhelfen. Das ist genauso, wie wenn ich eine halb erloschene Glut wieder entfachen will. Ich brauche dazu kein Feuer, sondern nur einen winzigen Funken. Ein Funke genügt dann auch, einen ganzen Wald in Brand zu setzen. Suche den Funken, der das Feuer deiner Heilkraft in dir entzündet." (Paracelsus)

Meine geistigen Übungen zielten darauf ab, in jede Zelle Licht mit bestimmten Heilinformation zu schicken. Wenn ich die Quantenphysik richtig verstehe, erzeugen meine Gedanken Pilotinformationswellen, die die Hyperfelder beeinflussen. Hyperfelder sind interdimensionale Verbindungselemente, die elektromagnetische Felder steuern und organisieren. Sie sind Energiemuster, die den Ausdruck des Gedankens in sich tragen. Sie liefern und transportieren Informationen. Der Gedanke, eine elektromagnetische Substruktur, erscheint in einer Scalarwelle. Eine Scalarwelle ist eine hyperräumliche Welle, die nicht messbar ist. Sie existiert außerhalb von Raum und Zeit und wandert mit Über-Lichtgeschwindigkeit im Vakuum des Raumes. Die Möglichkeit der Informationsübertragung ist durch die Nichtlokalität gegeben. Dieses Phänomen besagt, dass zwei Teilchen, wenn sie interagieren, sich weiterhin beeinflussen und sofort Informationen austauschen, egal, wie weit sie voneinander getrennt sind. Einstein nannte die Nichtlokalität ein "unheimliches Geschehen mit Fernwirkung". Das Gehirn hat die Fähigkeit zur Kommunikation mit unsichtbaren Dimensionen. Das Gehirn ist also ein Scalarwellenumsetzer, d.h. dass es elektromagnetische Energie in Scalarwellen und Scalarwellen in elektromagnetische Energie umwandeln kann. So ist zu erklären, wie ich zu den Informationen für meine eigene Behandlung komme. In welche Dimensionen ich vorstoßen kann, hängt von meiner Bewusstheit ab.

Die Kontrolluntersuchungen zeigten gute stabile Werte, so dass ich mit meiner Eigenbehandlung und den gewählten Therapieformen weiter fortfahren konnte. Die einzige Nebenwirkung, die ich an mir feststellen konnte, war an manchen Tagen morgens ein zu niedriger Blutdruck, der Schwindelgefühle auslöste. Dieses Symptom verschwand aber später.

Mein tibetischer Arzt, mit dem ich über die Ursachen des Tumors sprach, unterrichtete mich, dass, wenn die Erkrankung nicht durch falsche Ernährung oder gestörte Prozesse innerhalb der Körperfunktionen ausgelöst wurde und auch nicht durch falsches Verhalten in diesem Leben, es möglich sein kann, dass hier ein Karma aus einem vergangenen Leben eine Rolle spielt. Durch den Weg, den ich wähle, kann ich das Karma auflösen, in dem ich die Gnade erfahre, zu überleben oder ich sterbe an der Krankheit und löse das Karma auf diesem Weg.

Jeder Mensch, der eine tödliche Krankheit erleidet, hat eine Wahl, wie er mit seiner Erkrankung umgeht. Die wichtigste Aufgabe dabei ist, sich seinen Ängsten zu stellen und sein Verhalten zu überprüfen. Es ist an erster Stelle eine Auseinandersetzung mit sich selber. Über diese Auseinandersetzung kommen Impulse, denen ich nachgehen kann, und die mir meinen individuellen Weg zeigen. Ärzte, Therapeuten und Operationen sind Hilfsmittel, die mir zu Verfügung stehen, und die ich nach

Wahl in Anspruch nehmen kann. Es gibt leider auch heute immer noch Grenzen, die mir im Außen gesetzt werden und die eine Heilung, die möglich wäre, behindern. Ich denke daran, dass Menschen, die einen individuellen alternativen Weg, der nicht mit der gängigen Meinung einhergeht, Schwierigkeiten haben, diesen Weg zu gehen, da ihnen die finanziellen Mittel nicht zur Verfügung stehen. Die meisten Krankenkassen weigern sich, diese Therapien zu bezahlen, da wie sie behaupten, die Wirksamkeit dieser Mittel durch klinische Studien nicht bewiesen ist. Ich selber habe diese Erfahrung mit den Krankenkassen gemacht. Einige Therapieverfahren wurden schriftlich mit dem Hinweis abgelehnt:"Medizinisch notwendig ist eine Behandlungsmethode bzw. eine diagnostische Methode dann, wenn durch kontrolliert durchgeführte klinische Studien bewiesen ist, dass sie generell geeignet ist, das Leiden zu beseitigen, zu bessern oder zu lindern bzw. das Leiden diagnostisch hinreichend zu erfassen." Die Wirksamkeit der Chemotherapie ist also bewiesen und soll also generell das Leiden beseitigen, bessern oder lindern, denn diese Kosten werden von den Kassen getragen. Es bedeutet aber nicht, dass die Krankheit geheilt wird.

Studien, die z. B. von P. Kooreman/E W. Baars in Holland durchgeführt wurden, kamen zu dem Ergebnis, dass bei zusätzlicher komplementärmedizinischer Versorgung das Befinden der Patienten tendenziell besser war und die Sterblichkeit deutlich niedriger als bei den konventionell behandelten Patienten. Die Behandlungskosten sanken um 30 Prozent.

Da die Komplementärmedizin ebenfalls keine Heilversprechen abgibt, auch nicht abgeben kann, zum Teil aber genauso wirksam oder unwirksam ist, wie die generell angewandte Chemotherapie, verstehe ich nicht, warum die Kosten hierfür nicht übernommen werden. Dies konnte mir bis heute auch noch niemand überzeugend erklären. So sieht es heute so aus, dass diejenigen Menschen, die genügend Geld besitzen, eine Wahlmöglichkeit haben, die anderen nicht. Es ist traurig, dass ich einen Rechtsanwalt für Medizinrecht einschalten musste, um eventuell Kosten ersetzt zu bekommen, was leider auch mit dessen Hilfe nicht gelang. Dies ist unser Gesundheitssystem, das sicherlich nicht **nur** seine Schattenseiten hat. Meine Hoffnung ist, dass das System flexibler wird, Veränderungen gegenüber offen ist, unter den Krebsforschern eine interdisziplinäre Kommunikation einen festen Stellenwert einnimmt und immer mehr Menschen die Verantwortung für sich selbst übernehmen und ihr Bewusstsein schulen. Vergessen wir nicht: die Pharmaindustrie verdient Milliarden an der Behandlung dieser Krankheit und die Krankenkassen übernehmen bisher noch die Kosten für die teuren Medikamente. Doch wie lange? Was geschieht, wenn die explodierenden Ausgaben für die Kassen nicht mehr tragbar sind? In naher Zukunft wird zwangsläufig ein Umdenken stattfinden müssen, denn noch zeigt die Statistik ein Wachstum der Krebserkrankungen an. Politiker, Mediziner und Industrieunternehmer werden hier gleichermaßen gefordert sein, eine gangbare Lösung zu finden.

Einige Menschen, mit denen ich gesprochen habe, sind der Meinung, dass nach der Operation und der Strahlentherapie die Krankheit ausreichend besiegt sei, sie ihr Leben im Allgemeinen so weiterführen können, wie sie es bisher taten. Doch wie wir heute wissen, hat sich der Tumor auf Grund eines jahrelang bestehenden krankhaften Milieus entwickelt. Er ist nur ein Symptom einer Reizbeantwortung des Gewebes. Die Beschäftigung mit dem belasteten Körper sollte weitergeführt werden. Von einigen Ärzten wird auch geraten, sich nicht zu sehr mit der Krankheit weiter zu befassen. Das halte ich für richtig, wenn der Kranke vielleicht zu starke Ängste vor einem erneuten Ausbruch entwickelt und dadurch eine positive Ausrichtung auf das Leben gehemmt wird. So beschäftigt er sich womöglich und konzentriert sich auf die schädliche Entwicklung, die sich dann allein durch die negative mentale Kraft wieder als Krankheit manifestieren kann. "Die Todesangst führt zu einer permanenten Ausschüttung von Stresshormonen und zwar so stark, dass das Verdauungs- und das Immunsystem ihre Funktion reduzieren und wichtige Blutgefäße, einschließlich derer, die die krebsschützenden Pericyten (Teil des Gefäßsystems) unterstützen, verengt werden." (A. Moritz) Andererseits muss ich wachsam bleiben und mich und meinen Körper beobachten, um Begünstigungen zu einem erneuten Auftreten rechtzeitig zu erkennen. Außer den angesetzten Kontrolluntersuchungen seitens der Gynäkologin lasse ich regelmäßig den Immunstatus überprüfen, ein Zellprofil erstellen und Blutuntersuchungen machen, bestimmte mikrobiologische Stuhluntersuchungen durchführen und achte darauf, dass der Körper nicht zu viele Baustellen auf einmal zu bewältigen hat. Zusätzlich sorge ich weiterhin für regelmäßige Bewegung, ausreichenden Schlaf und gesunde ausgewogene Ernährung bzw. halte meine speziell empfohlene Diät ein. Dies ist, was ich für die Physis tun kann. Die tägliche Meditation und die Energiearbeit geben dem Körper zusätzliche Kraft und halten ihn emotional und mental im Gleichgewicht. Mag sein, dass auch all diese Maßnahmen nicht ausreichen, um eines Tages die Schläferzellen wieder aktiv werden zu lassen, doch die Chancen länger gesund zu bleiben, sind auf jeden Fall gegeben. Ich kann allen Menschen, die an einer solchen oder anderen eventuell tödlich verlaufenden Krankheit leiden, nur raten, sich vielseitig zu informieren, Ärzte zu konsultieren, denen sie wirklich vertrauen, sich einer regelmäßigen Selbstbeobachtung zu unterziehen, ehrlich zu sich selber zu sein, neugierig auf sich selbst zu sein und einen Gesprächspartner zu suchen, der nicht nur gut zuhören kann, sondern auch Anstöße zum Nachdenken gibt. Vieles können wir selbst bewirken. Letztlich geht es darum, unser Bewusstsein so zu fokussieren, dass die Vorstellung, einen gesunden Körper zu haben oder gesund zu sein, zur Realität wird bzw. die Realität ist, wobei das Bewusstsein sowie das Unterbewusstsein diese Überzeugung gewonnen haben müssen. Ein Außenstehender kann uns keine Auskunft darüber geben, in wieweit das Unterbewusstsein von unserer Heilung überzeugt ist, auch wir selbst wissen nicht, ob die Zeit ausreicht, unsere Überzeugung zu verankern. Doch wir haben diese Chance, die wir nutzen sollten.

Meine gewonnenen Erkenntnisse durch den Krankheits- und Heilungsprozess

Jede Betroffene geht anders mit "ihrer" Krankheit um. Die eine hält sie sich so weit wie möglich vom Leib, bzw. versucht sie zu verharmlosen und bleibt cool, spricht kaum über ihre Gefühle, die andere fühlt sich im falschen Film grübelt darüber, wie gerade ihr so etwas Schreckliches zustoßen konnte und die dritte sieht die Krankheit von der humorvollen Seite und die vierte verdrängt sie, spaltet sich ab. Dazwischen gibt es noch ein paar Abstufungen. Ich gehöre zu den Klardenkern, nehme meine Gefühle allerdings deutlich wahr und versuche das ganze Geschehen auch mit Humor zu sehen, was mir aber nicht so gut gelingt. Da habe ich noch ein Übungsfeld.

Die Erfahrungen mit dieser Krankheit haben mich neuen Erkenntnissen zugänglich gemacht. Der Schlüssel zur Heilung kann nur in mir selbst liegen. Es gilt ihn zu finden. Vielleicht habe ich ihn gefunden, das wird die Zukunft zeigen. Die Zukunft ist nicht planbar, ich kann nur **jetzt** handeln und mich ausrichten. Ich kann weiter genau beobachten, was mir passiert und fühlen, was es mit mir macht. Wann gerate ich aus dem Gleichgewicht? Warum? Kann ich den Grund sehen oder bleibt er mir verschleiert? Gilt es zu handeln oder bleibe ich inaktiv? Intuition und Verstand arbeiten miteinander und weisen mir den Weg. Sicherheit gibt es keine, nur Vertrauen. Vertrauen in die größere Kraft, der höheren Intelligenz, die mich führt. Keinen Widerstand gegen das Leben aufbauen, es fließen lassen, gerade dann, wenn meine Wünsche nicht berücksichtigt werden. Die immense Kraft spüren, die durch meinen Körper fließt, die ich bin. Ich werfe mich in das Leben und lasse mich von ihm tragen. Alles ist wichtig und doch nicht wichtig. Es dient nur dazu, mich zu formen, mir eine weitere Chance zu geben, wer ich bin. Ich nähere mich der Einheit und sehe mich ebenso als Individuum, dass nur als Individuum diese Einheit erfahren kann.

Wir streben immer wieder nach Geborgenheit, wie das Neugeborene, das nach der Geburt, eine Welt erfährt, die ihm neu ist, Angst macht und somit Stress auslöst. Das Neugeborene bewältigt seinen Stress, indem es die Nähe der Mutter sucht, ihren Herzschlag spürt und sich dann wieder entspannen kann. Die Geborgenheit des Erwachsenen liegt darin, die Einheit, die er verlassen hat, wiederzufinden.

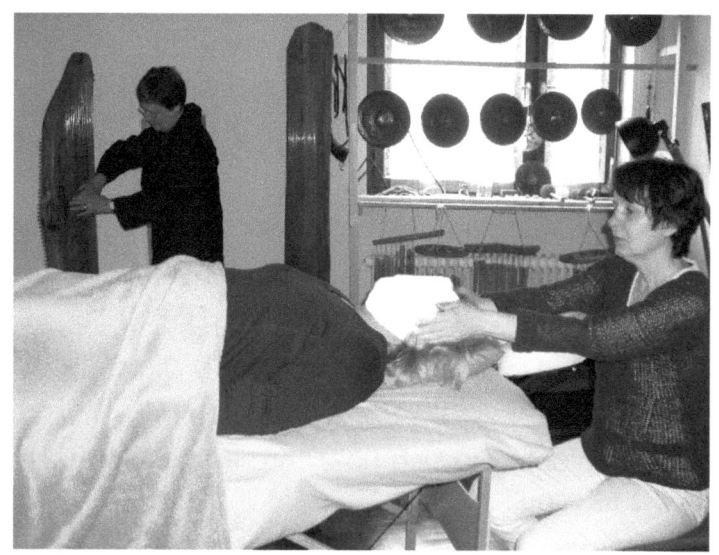

Energiearbeit mit Licht und Klang

Der Friede zieht in die Seelen der Menschen ein, wenn sie Ihre Einheit mit dem Universum erkennen. (Schwarzer Hirsch)

Tipps

- Lassen Sie sich bei Ihrer Entscheidung nicht zeitlich unter Druck setzen

- Suchen Sie sich einen Arzt, bei dem Sie das Gefühl haben, in kompetenten und mitfühlenden Händen zu sein.

- Vertrauen Sie sich Menschen an, die Sie stärken und Sie in Ihrer Situation verstehen.

- Informieren Sie sich über Ihre Krankheit so umfassend, wie es möglich ist.

- Informieren Sie sich über die verschiedenen Behandlungsmöglichkeiten, damit Sie wählen können.

- Wählen Sie eine Behandlungsmethode, hinter der Sie 100% stehen können.

- Holen Sie sich Auskünfte bei Ihrer Krankenkasse über die Erstattung verschiedener Behandlungskonzepte ein.

- Setzen Sie sich mit sich selbst und Ihrer Krankheit ehrlich auseinander.

- Sorgen Sie für psychische Stabilität.

- Achten Sie auf Ihr Energielevel. Stärken Sie Ihre Energie durch eine Methode, die Ihnen zusagt. Warten Sie nicht, bis sie kraftlos geworden sind.

- Geben Sie die Verantwortung nicht an andere ab.

- Entgiften Sie den Körper nach abgeschlossener Chemobehandlung: Leber, Nieren, Darm.

- Entgiften Sie den Körper nach der abgeschlossenen Bestrahlung, z. B. Mit Zeolith

- Erkundigen Sie sich, wie Sie Ihre psychoimmunologische Ebene stabil halten können.

Denken Sie daran: Sie sind der wichtigste Mensch in Ihrem Leben!

Danksagung

So danke ich allen Ärzten, Heilpraktikern, Freunden und meiner Familie, die mich in dieser Phase meines Lebens behandelt, begleitet und mich unterstützt haben, die mir zugehört haben, Ratschläge gegeben und ihre Meinung geäußert haben, die für mich da waren, wenn es nötig war. Sie alle haben Anteil an meiner Heilung, die hoffentlich eine endgültige ist.

Meinen Dank spreche ich ebenfalls allen Mitarbeitern des Verlags aus, die mir bei der Herstellung des Buches geholfen haben, sowie meinem Lektor Philipp Heubgen und meiner Grafikerin Lisa Erhorn, die die Covergestaltung übernommen hat.

Die Namen, die ich in diesem Buch verwendet habe, sind mit den beschriebenen Personen nicht identisch.

Literaturliste

Dr. Frank Alper "Das universelle Gesetz" Reichel Verlag 1992

Brandon Bays "The journey", Ullstein 2003

Dr. Deepak Chopra "Heilung" Goldmann 2012

Dr. Deepak Chopra „Das Buch der Geheimnisse" ©2005 Arkana Verlag, München, in der Verlagsgruppe Random House GmbH Übersetzung: Andrea Panster

Christos Drossinakis "Die Grundlagen des Geistheilens im Licht der Wissenschaft" edition winterwork 2012

Peggy Phoenix Dubro/David Lapierre "Potentiale der inneren Kraft" Koha 2002

Louise L. Hay "Heile deinen Körper" Lüchow Verlag 1989

Prof. Dr. rer. nat. Dr. med. habil. Gerald Hüther "Biologie der Angst" Vandenhoek und Ruprecht 2013

Dr. med. György Irmey/Dr. Phil. Anna-Luise Jordan "110 wirksame Behandlungsmöglichkeiten bei Krebs" Haugh 2001, 2005

P. Kooremann/E.W. Baars " Eine 6-Jahr vergleichende ökonomische Bewertung der Gesundheitskosten und Mortalitätsraten der niederländischen Patienten aus konventionellen und CAM-GPs

Bruce Lipton, PH.D. " Intelligente Zellen" Koha 2008

Arnold Mindell "Quantengeist und Heilung" Via Nova 2006 ISBN 987-3-86616-036-1

Andreas Moritz " Krebs ist keine Krankheit" voxverlag

Wolfgang Müller " Über Seele und Gott" tao.de GmbH 2013

Siddhatha Mukherjee "Der König aller Krankheiten - Krebs-eine Biografie" Dumont 2012

Markolf, H. Niemz " Bin ich, wenn ich nicht mehr bin" Herder 2013

Med. Rat Dr. med. Rudolf Pekar – Univ. -Prof. Dr. med. Nikolai N. Korpan "Krebs - Die biologische und die medizinische Tragödie - Bio-Onkologie" Verlag Wilhelm Maudrich 2002

Prof. Dr. rer. nat. Fritz-Albert Popp Biophotonen-Neue Horizonte in der Medizin Haugh 2006

Sogyal Rinpoche "Das tibetische Buch vom Leben und vom Sterben" O.W. Barth Verlag 1997

Atteshlis Stylianos "Esoterische Lehren" Knaur 1991

Thich Nhat Hanh "Der furchtlose Buddha" arkana 2013

Eckhart Tolle "Jetzt" Die Kraft der Gegenwart, J. Kamphausen Verlag 2008

Dr. med. Ilse Triebnig, Ingomar W. Schwelz "Der Stein des Lebens" Hermagoras/Mohorjeva Verlag 2013

https://de.wikipedia.org/wikiPortal:Geist_und_Gehirn (10.10.2016

https://de.wikipedia.org/wiki/Heilung(10.10.2016)

https://de.wikipedia.org.wiki/Philosophie_des_Geistes (10.10.2016)

https://de.wikipedia.org.wiki/Bewusstsein   (10.10.2016)

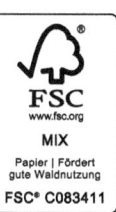

MIX

Papier | Fördert
gute Waldnutzung

FSC® C083411

Zeitfracht Medien GmbH
Ferdinand-Jühlke-Straße 7
99095 Erfurt, Deutschland
produktsicherheit@kolibri360.de